Kee | Hayes | McCuistion

PHARMACOLOGY

A Patient-Centered Nursing Process Approach

수정판

제 8 판 **임상 약리학 부록**

- 간호과정적 접근

이성용 김은하 이윤미 박정숙 외 공역

8e

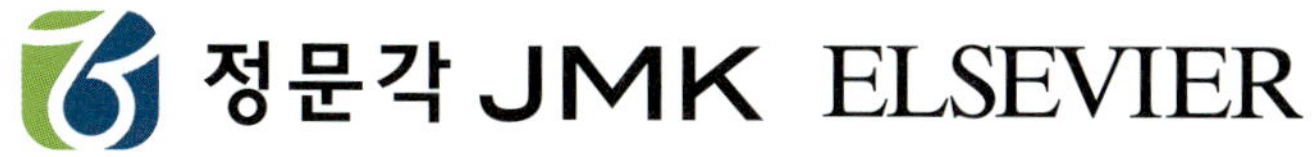

부록

부록 A 약물과 계산
부록 B 치료약물농도 감시
부록 C 생물학 테러에 사용되는 무기의 예
부록 D 약초치료

부록 A

약물과 계산

개요

부록 A는 약물과 계산을 다루고 있고, 여섯 개의 절로 나누고 있다. (A-1) 전환 가능한 측정 시스템, (A-2) 계산방법, (A-3) 경구투여용량의 계산, (A-4) 주사용량의 계산, (A-5) 정맥내 수액의 계산, (A-6) 소아약물 계산. 간호사는 기본적인 간호 혹은 약리학적 코스 동안 약물용량의 계산을 연습하고 마스터하기 위해 섹션 A-1에서 A-6를 통해 독립적으로 진행해야 한다. 이 장은 또한 실질적인 적용에 있어 간호사에게 필요한 약물 계산을 복습하도록 제공한다.

많은 약물들의 라벨에 기재된 중요한 정보는 간호사가 친숙하게 하는 데 있어 약물 계산 문제에 사용된다. 그리고 이 정보는 약물용량을 정확히 계산하는 데 사용된다.

여섯 가지 계산방법이 설명된다. 네 가지가 일반적으로 사용되는데, (1) 기본 공식, (2) 비율 및 비례법, (3) 분수법, (4) 차원해석법이 그것이다. 분석 간호사는 약물용량의 계산을 위해 이들 일반적 방법 중 한 가지를 선택해야만 한다. 다른 두 계산방법으로는 몸무게와 체표면적에 의해 약물용량을 결정짓는 데 사용된다. 각각의 계산방법은 색깔로 코드한 아이콘으로 방법을 구분짓는다.

표 A-1-3에 표시된 약물계산 차트는 임상에 사용될 수 있다.

안전하고 정확한 방식으로 약물을 준비하고 투여하는 것이 목표이며, 다음 권장사항을 제공한다.

- 생각하라. 문제의 각 단계에 초점을 맞춘다. 이는 단순하고 어려운 문제에 적용된다.
- 정확히 읽어라. 소수점의 위치 및 수행해야 할 작업 등에 특별히 주의를 요한다. 예를 들어, 한 측정 시스템에서 또 다른 시스템으로의 전환 같은 것이다.
- 문제를 도식화하라.
- 답변의 기대되는 범위를 규명하라.
- 문제를 이해하도록 노력하라. 단지 그것을 어떻게 하는지 기법을 단순히 익히지 말라. 계산이 확신이 들지 않을 때는 도움을 요청하라.

A-1: 전환 가능한 계산 시스템

목표

- 측정의 두 시스템을 토론한다. 미터법 내에서 측정을 전환한다. 큰 단위에서 작은 단위로 그리고 작은 단위에서 큰 단위로.
- 가정용 측정법 내에서 측정을 전환한다. 큰 단위에서 작은 단위로 그리고 작은 단위에서 큰 단위로.
- 측정한 범위 내에서 미터법과 가정용 측정법을 전환한다. 표 A–1–3 참조.

두 측정 시스템(미터법과 가정용 측정법)은 약물과 용액 측정에 사용된다. 미터법은 18세기 후반에 개발되었는데, 국제적으로 통용되는 측정법이다. 중세에 개발되고 17세기 이후부터 영국에서 사용되어 왔던 약용식 도량법을 대체하였다. 가정용 측정법은 지역사회와 미국의 가정 내에서 흔히 사용되는 측정방법이다.

미터법

미터법(metric system)은 10배수로 이루어지는 십진법에 기초를 둔 시스템이다. 측정의 기본 단위는 무게의 경우 그램(gram), 부피의 경우 리터(liter), 선 측정에 있어서는 미터(meter) 혹은 길이이다. 접두사는 십의 배수에 있어 단위 크기를 나타낸다. 표 A–1–1은 무게, 부피 및 길이의 흔히 쓰이는 크고 작은 단위의 측정에 있어 미터 단위를 나타내고 있다.

Kilo는 큰 단위의 접두사로 쓰인다(예, 킬로미터). 그리고 milli, centi 및 nano는 더욱 작은 단위(예, 밀리미터)에 사용되는 접두사이다. 접두사는 측정 정도의 규모를 나타낸다. 예를 들어 kilo는 1000을 나타내고, milli는 1000분에 1, centi는 100분에 1 등. 규모의 정도 사이에 차이는 항상 십의 배수이기 때문에 한 규모에서 다른 규모로의 전환은 비교적 쉽다.

표 A-1-1 측정의 미터단위

단위	이름과 약자	측정
Gram(무게)	1kilogram(kg, Kg)	1000g
	1gram(g, gm, G, Gm)	1g
	1milligram(mg)	0.001g
	1microgram(mcg)	0.000001g
	1nanogram(ng)	0.000000001g
Liter(부피)	1kiloliter(kl, KL)	1000L(l)
	1liter(L, l)	1L(l)
	1milliliter(mL)	0.001L(l)
Meter(길이)	1kilometer(km)	1000m
	1meter(m, M)	1m
	1centimeter(cm)	0.01m
	1millimeter(mm)	0.001m

주의: 1mL(milliliter) = 1 cc(cubic centimeter). 약물과 액체 치료와 수치가 동일함. 1mg(milligram) = 1000mcg(micrograms).

미터법 내에서 전환

미터 단위는 약물표기법에 있어 가장 흔히 사용되는 것으로써 다음과 같다.

1g = 1000mg

1L = 1000mL

1mg = 1000mcg

양을 전환하기 위해서는 단위 중 하나는 알아야 하는데, 그램 혹은 밀리그램, 리터 혹은 밀리 및 마이크로 그램 등이다. 그램, 리터 및 미터는 큰 단위이고, 밀리그램, 밀리리터 및 밀리미터는 작은 단위이다.

미터법의 전환

A. 미터법에서 큰 단위에서 작은 단위로 전환할 때는 각각의 배율변화에 따라서 소수점을 한 칸씩 우측으로 이동한다.
주의: 이는 마이크로와 나노 단위에는 적용되지 않는다.

예

1g을 1mg으로 전환하라.

g은 mg보다 1000배 크다(표 A–1–1 참조). 소수점을 우측으로 세 칸 이동한다.

1g = 1.000mg 혹은 1g = 1000mg

B. 미터법에서 작은 단위에서 큰 단위로 전환할 때는 각각의 배율변화에 따라서 소수점을 한 칸씩 좌측으로 이동한다.

예

1000mg을 g으로 전환하라.

mg은 g보다 1000분에 1만큼 작다. 소수점을 세 칸 좌측으로 이동한다.

1000mg =1.000.g 혹은 1000mg = 1g

기억하라: 큰 단위에서 작은 단위로 변환할 때는 소수점을 우측으로 이동하고, 작은 단위에서 큰 단위로 변환할 때는 소수점을 좌측으로 이동한다.

연습문제1

미터법 전환

큰 단위에서 작은 단위로	작은 단위에서 큰 단위로
1. 2g을 mg으로 바꾸기	4. 1500mg에서 g으로 바꾸기
2. 0.5(1/2)g을 mg으로 바꾸기	5. 3g에서 kg으로 바꾸기
3. 2.5L에서 mL로 바꾸기	6. 500mL에서 L로 바꾸기

가정용 측정법

가정용 측정법(household measurement)은 표준화된 스푼, 컵 및 유리잔이 없기 때문에 미터법처럼 정확하지 않고 대략적이다. 티스푼(t)은 공식적인 미국약전에 따르면 5mL와 동등하게 고려된다. 밀리리터(mL)는 부피에 있어 평방센치미터와 같다. 3개의 티스푼은 한 개의 테이블 스푼(T)과 동일하다. 온스(ounce)는 가정용 측정에 있어 액체를 측정하는 것이다. 단어 액체(fluid)는 항상 온스 앞에 사용되지는 않는다. 물 1mL는 정확히 평방센치미터를 채운다.

표 A-1-2는 액체 부피에 있어 가정용 측정법의 등가를 나타내고 있다. 별표가 표시된 측정법은 약물치료에 있어 빈번히 사용되며, 기억해야 한다.

표 A-1-2 액체 부피에 있어 가정용 측정법의 등가

1 측정컵	=	8온스(oz)
1중간크기 컵(텀블러 크기)	=	8온스(oz)
1커피컵(c)	=	6온스(oz, 컵 크기에 따라 달라짐)
1온스(oz)	=	2테이블스푼(T)
1테이블스푼(T)	=	3티스푼(t)
1티스푼(t)	=	60방울(gtt)*
1방울(gt)*	=	1minim(min 혹은 m)

* 액체의 점도와 점적기 개봉에 따라 달라짐.

가정용 측정법 전환

A. 가정용 측정법에 있어서 큰 단위를 작은 단위로 전환할 때는 기본적인 등가에 의해 요구되는 숫자를 곱한다.

예

두 유리잔의 물을 온스로 바꾸어라.

등가 수치는 1중간크기의 유리잔 = 8온스(fl oz)

두 유리잔 × 8온스 = 16온스(fl oz)

가정에서 액체 투약이 요구되는 환자에게 퇴원 시 교육을 할 때는 미터측정법을 가정용 측정법으로 전환하는 것이 필요하다.

연습문제2

가정용 측정법

기억하기: 큰 단위에서 작은 단위로 바꾸기 위해 기본 등가 수치에 의해 단위의 요구 숫자를 곱하라. 작은 단위에서 큰 단위로 바꾸기 위해 기본 등가 수치에 의해 요구 숫자를 나누어라. 표 A-1-2 참조.

큰 단위에서 작은 단위로	작은 단위에서 큰 단위로
1. 3oz에서 T로 _____	4. 3T에서 oz로 _____
2. 5T에서 t로 _____	5. 16oz에서 측정 컵으로 _____
3. 3커피컵에서 oz로 _____	6. 12t에서 T로 _____

미터법, 약용식 도량법, 가정용 측정법의 등가

비록 **약용식 도량법(apothecary system)**이 더 이상 사용되지 않지만, 표 A-1-3은 무게에 있어 미터법과 약용식 도량법의 평행을 나타내고 부피에 있어서 미터법, 약용식 도량법과 가정용 측정법의 동일함을 표기하고 있다.

연습문제3

요약: 미터법과 가정용 측정법

미터법: 필요시 표 A-1-1 참조.

1. 2g = ______________mg
2. 1.2kg = ______________g
3. 5mg = ______________mcg
4. 2.5L = ______________mL
5. 500mg = ______________g
6. 10,000mcg = ______________mg
7. 2400mg = ______________g
8. 1500mL = ______________L

가정용 측정법: 필요시 표 A-1-2 참조.

1. 5유리잔 = ______________oz
2. 3T = ______________t
3. 2C = ______________oz
4. 4oz = ______________T
5. 15t = ______________T
6. 5T = ______________oz

연습 문제 정답

1 미터법 전환

1. 2.0g = 2.000mg 혹은 2.0g = 2000mg

   그램은 밀리그램으로 천 배 크므로 소수점을 우측으로 옮긴다.
2. 0.5g = 0.500mg 혹은 0.5g = 500mg

   그램은 밀리그램으로 천 배 크므로 소수점을 우측으로 옮긴다.
3. 2.5L = 2.500mL 혹은 2.5L = 2500mL

   그램은 밀리그램에 비해 천 배 크므로 소수점을 우측으로 옮긴다.
4. 1500mg = 1.500.g 혹은 1500mg = 1.5g

   밀리그램은 그램에 비해 천 배 작으므로 소수점을 좌측으로 옮긴다.
5. 3 g = 003.kg 혹은 3g = .003mg

   밀리그램은 그램에 비해 천 배 작으므로 소수점을 좌측으로 옮긴다.
6. 500mL = 500.L 혹은 500mL = 0.5L

   밀리그램은 그램에 비해 천 배 작으므로 소수점을 좌측으로 옮긴다.

2 가정용 측정법 전환

1. 3oz = 6T;

   등가는 3oz × 2 = 6 T
2. 5T = 15t;

   등가는 1T = 3t
3. 3C = 18oz;

   등가는 1c = 6oz
4. 3T = 1½ oz;

   등가는 3T ÷ 2 혹은 1½oz
5. 16oz = 2c;

   등가는 1측정컵 = 8oz
6. 12t = 4T;

   등가는 1T = 3t

3 요약: 미터법 그리고 가정용 측정법

미터법

1. 2000mg (1g = 1000mg)

   2 x 1000mg = 2000mg

   혹은 2.000mg

   (우측으로 3칸)
2. 1200 g
3. 5000mcg (1mg= 1000mcg)
4. 2500mL
5. 0.5g (1000mg = 1 g)

   500 ÷ 1000 = 0.5

   혹은 500.g = 0.5 g

   (좌측으로 3칸 이동)
6. 10mg
7. 2.4 g
8. 1.5L

가정용 측정법 전환

1. 40oz
2. 9t
3. 12oz
4. 8T
5. 5T
6. 2½oz

표 A-1-3 대략적 미터법, 약용식 도량법, 가정용 측정법의 등가

	미터법		약용식 도량법	가정식 측정법
무게	1kg	1000g	2.2lb	2.2lb
	*1g	1000mg	15(16)gr	
	0.5g	500mg	7 1/2gr	
	0.3g	300(325)mg	5gr	
	0.1g	100mg	1 1/2gr	
	*0.06g	60(65)mg	1gr	
	0.03g	30(32)mg	1/2gr	
	0.01g	10mg	1/6gr	
		0.6mg	1/100gr	
		0.4mg	1/150gr	
		0.3mg	1/200gr	
부피	1L; 1000mL		1qt; 32oz(fl oz)	
	0.5L; 500mL		1pt; 16oz(fl oz)	
	0.24L; 240mL		8fl oz	1glass
	0.18L; 180mL		6fl oz	1c
	*30mL		1fl oz; 8fl dr	2T; 6T
	15mL		1/2fl oz; 4fl dr	1T; 3t
	†5mL			1t
	4mL		1fl oz; 60m(min)	1t
	1mL		15(16)m	15–16gtt
높이/길이	2.54cm		1in	1in
	25.4mm		1in	1in

*등가는 비율에 의한 전환문제 계산에 흔히 사용된다.
†5mL = 1t(티스푼); 공식적 미국약전 측정법.
fl dr, Fluid dram; fl oz, fluid ounce; m minim; cm, centimeter; g, gram; gr, grain; gtt, drops, in inch; kg, kilogram; L, liter; lb, pound; mg, milligram; mL, milliliter; mm, millimeter; pt, pint; qt, quart; T, 테이블 스푼; t, 티스푼; c, 커피컵.

A-2: 계산방법

목표

- 약물용량 계산을 위한 공식(기본 공식, 비율 및 비례법, 분수법 혹은 차원해석법)을 선택한다.
- 모든 측정을 동일한 측정법으로 전환하고 약물용량 계산 전에 측정법 내에서 동일한 측정단위로 전환한다.
- 일반 공식 중에 하나를 사용하여 약물용량을 계산한다.
- 체중과 체표면적에 따라 약용량을 계산한다.
- 약물치료에 사용되는 약어의 의미를 토론한다.

약물용량 계산에는 네 가지 일반적인 방법이 있는데, (1) 기본 공식, (2) 비율 및 비례법, (3) 분수법, (4) 차원해석법이다. 이들 방법들은 경구 및 주사 약물용량을 계산하는 데 사용된다. 간호사는 약물용량을 계산할 때 이들 방법 중에 하나를 선택해야만 하며, 일관된 방법을 사용하여야 한다.

개개의 용량을 요구하는 약에 있어 (5) 체중으로 계산하거나 (6) 체표면적으로 계산하는 것이 요구된다. 과거에는 이들 두 방법 (5)와 (6)이 소아약물용량과 암치료에 사용되는 약의 계산에 사용되어 왔다. 체중 그리고 체표면적 계산방법은 몸무게가 낮거나 비만인 사람 그리고 고령자에게 특히 유용하게 사용될 수 있다.

약용량을 계산하기 전에 모든 측정법의 단위는 한 가지 방법으로 전환되어야 한다(부록 A-1). **약물 라벨(drug label)**에 사용된 측정법으로 전환하는 것이 가장 유효하다. 만약 약물이 그램으로 처방되고 약물 라벨이 용량을 밀리그램으로 표기했다면 그램에서 밀리그램으로 전환하고 약물계산을 진행한다. 약물계산에 있어 간호 프로그램은 단지 미터법을 사용하는 것을 선호한다.

경구 및 주사 약제 라벨의 이해

제약회사는 항상 대문자의 약 상표명과 함께 그들 약의 라벨을 사용하고, 소문자로 일반명을 사용한다. 정제, 캡슐 혹은 액체상태의 약물용량이 약 라벨에 프린트되어 있다. 다음처럼 약물 라벨의 두 가지 예가 있는데, 첫째는 경구투여 약제이고, 두 번째는 주사 약제이다.

예1 경구투여 약제

Tagamet은 상표명이고, cimetidine은 일반명이며, 용량은 정제당 200mg이다.

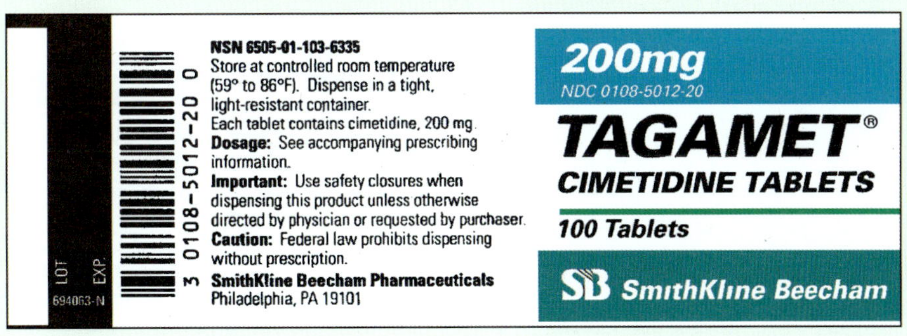

예2 주사 약제

Compazine은 상표명이고, prochlorperazine은 일반명이며, 용량은 mL당 5mg 주사제이다.

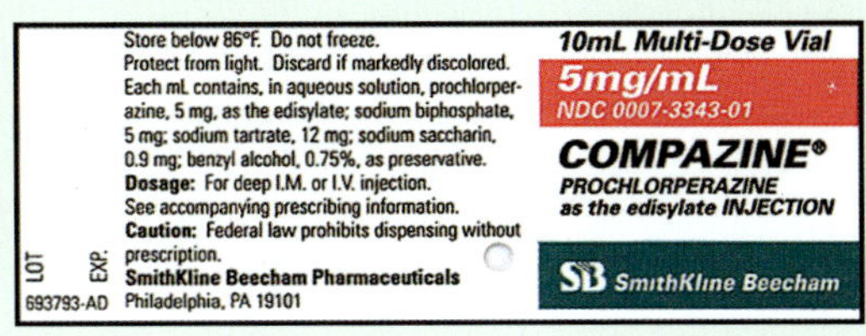

방법 1: 기본 공식

기본 공식은 어렵지 않고 약물용량 계산에 가장 흔히 사용된다. 기본 공식은 다음과 같다.

$$\frac{D}{H}\times V = A$$

D는 지시된 용량(desired dose; 즉, 약용량은 의료진에 의해 처방됨),

H는 보유용량(on-hand dose; 즉, 용기에 적힌 약용량[병, 바이알]),

V는 vehicle(즉, 약 형태 [정제, 캡슐, 액체]), 그리고

A는 환자에게 주어지는 계산된 양이다.

예

1. 처방: cefaclor(Ceclor) 0.5g PO b.i.d.

사용가능한 약:

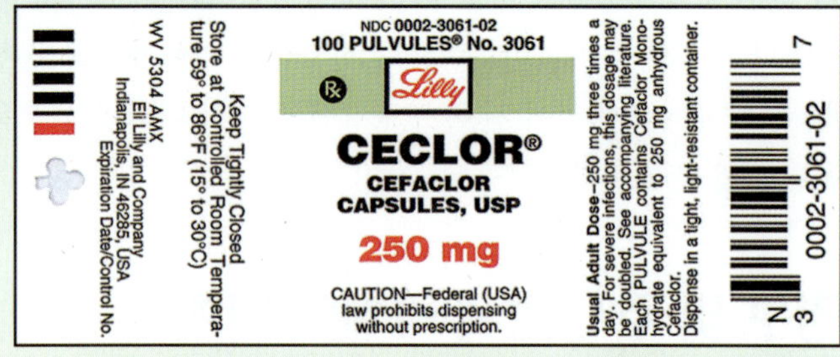

a. 처방된 측정법 단위(그램)와 병에 제시된 단위(밀리그램)는 미터법의 측정과 동일한 측정법에서 가져온다. 문제를 풀이하는 데 필수적인 동일한 단위로 전환. 병에 밀리그램이 적혀 있기 때문에 그램을 밀리그램으로 전환한다.

그램을 밀리그램으로 전환하기 위해 소수점을 우측으로 옮긴다(부록 A-1 참조)

$$0.5g = 0.500mg \text{ 혹은 } 500mg$$

b. $\frac{D}{H}\times\frac{500}{250}\times 1\text{캡슐} = \frac{500}{250} = 2\text{캡슐}$

2. 처방: codeine 60mg PO STAT

사용가능한 약:

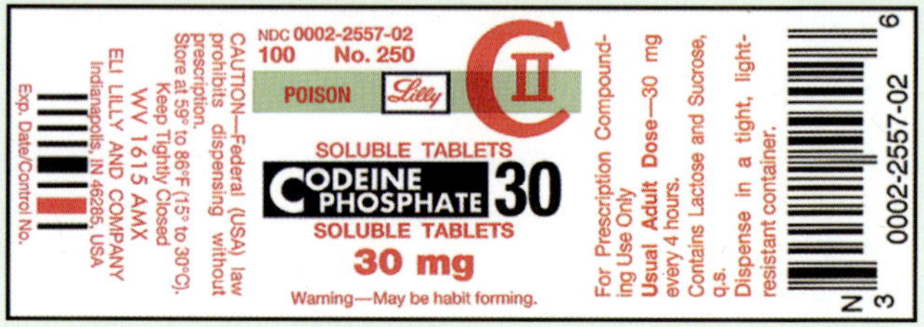

a. $\frac{D}{H}\times V = \frac{60}{30}\times 1\text{ 정제} = \frac{60}{30} = 2\text{ 정제}$

방법 2: 비율 및 비례법

비율 및 비례법은 약용량 계산에 현재 사용되는 방법 중에 가장 오래된 방법이다. 공식은 다음과 같다.

알려진 지시된 용량

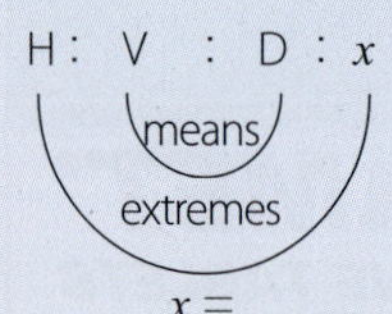

H는 보유 용량(사용가능한),

V는 vehicle 혹은 약 형태(정제, 캡슐, 액체),

D는 지시된 용량(처방된 대로),

x는 주어지는 모르는 양,

그리고 ::는 "처럼(as)" 혹은 "같다(equal to)." Means와 extremes을 곱한다. x: x는 나누는 수이다.

예

1. 처방: amoxicillin(Amoxil) 100mg PO q.i.d.

사용가능한 약:

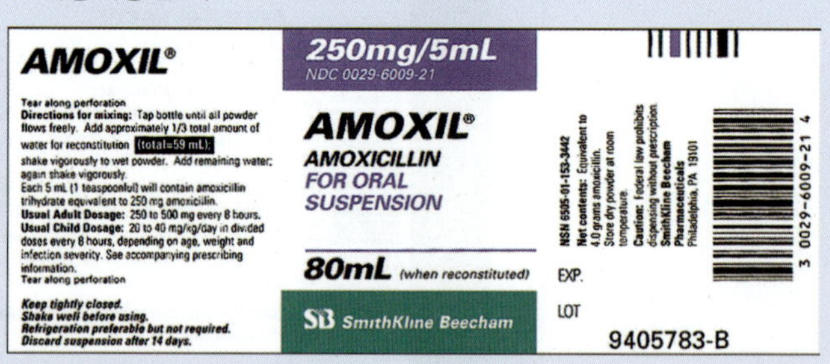

a. 두 가지 다 측정의 동일한 단위로 표현되기 때문에 전환이 필요하지 않다.

H : V : D : x

b. 250mg: 5mL : 100mg: xmL

means

extremes

$250x = 500$

$x = 2mL$

정답: amoxicillin 100mg = 2mL

방법 2: 비율 및 비례법(계속)

2. 처방: aspirin/ASA 600(650)mg q4h PRN

 사용가능한 약: aspirin 325mg/정제

$$H : V : D : x$$

$$325\text{mg} : 1\text{tab} : 600(650)\text{mg} : x$$

$$325x = 600(650)$$

$$x = 1.8 \text{ 정제 혹은 } 2 \text{ 정제}$$

(반올림하거나 600 대신 650 사용한다)

정답: aspirin 650mg = 2 정제

방법 3: 분수법

분수법은 분수로 쓰여진거 말고는 비율 및 비례법과 비슷하다.

$$\frac{H}{V} = \frac{D}{x} \quad \frac{H}{V} \frac{\text{보유 용량}}{\text{vehicle}} = \frac{D}{x} \frac{\text{지시된 용량}}{\text{모름}}$$

교차-곱셈 및 x를 푼다.

예

처방: ciprofloxan(Cipro) 500mg PO q12h

 사용가능한 약:

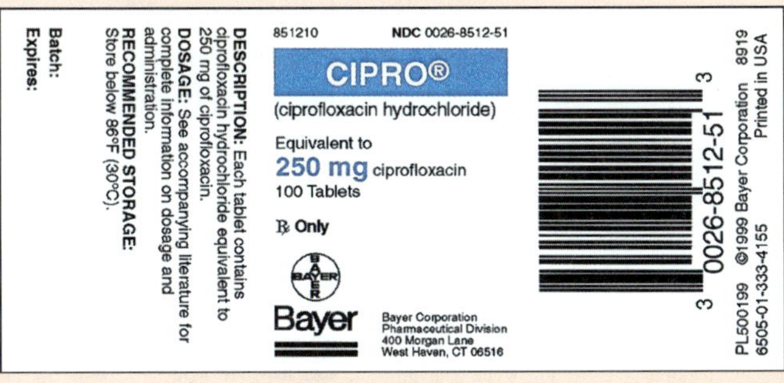

용량당 얼마나 많은 정제를 환자가 복용해야 하는가?

정답:

$$\frac{H}{V} = \frac{D}{x} \quad \frac{250\text{mg}}{1 \text{ tab}} = \frac{500\text{mg}}{x \text{ tab}}$$

교차-곱셈 및 x를 푼다.

$250x = 500$

x = 용량당 2 정제의 Cipro

방법 4: 차원해석법

차원해석법(dimensional analysis, DA)은 단위와 전환으로 알려진 계산법이다. 차원해석법의 장점은 약용량 계산의 단계 수를 줄인다는 것이다. 1개 공식으로 정리된다.

예

1. 계산되어야 할 약의 단위/제형(정제, 캡슐, mL)를 규명한다. 만약 약물이 정제라면, 정제 = (동일한 표시)
2. 약물 라벨로부터의 알려진 용량과 단위/제형은 동일한 표시를 따른다.

 처방: amoxicillin 500mg

 약물 라벨: 캡슐당 250mg

$$\text{캡슐} = 1\text{cap}/250\text{mg}$$

3. 밀리그램(mg)이 분모이고, 다음 분자, 즉 500mg(지시된 용량 혹은 처방)과 매치되어야 한다. 다음 분모는 1(일) 혹은 공란이다.

$$\text{캡슐} = \frac{1\text{cap} \times 500\text{mg}}{250\text{mg} \times 1}$$

4. 밀리그램(mg)을 상쇄하고, 250과 500. 남은 것은 캡슐과 2이다.

정답: 2캡슐. 밀리그램(약 라벨)과 그램(처방) 사이에 전환이 필요한 경우, 즉시 용량(라벨)과 지시된 용량(처방) 사이에 나타나는 전환인자(conversion factor)가 필요하다.

미터법 등가

$$1\text{g} = 1000\text{mg}$$

$$1\text{mg} = 1000\text{mcg}$$

방법 4: 차원해석법(계속)

예

처방: amoxicillin 0.5 g, PO, q8h

사용가능한 약: 250mg = 1 캡슐(약 라벨). 그램(g)과 밀리그램(mg) 사이에 전환이 필요하다. 250mg이 분모임을 기억하라. 그러므로 1000mg(전환인자, 1000mg = 1g)은 다음 분자이고, 1g은 다음 분모가 된다.

세 번째 분자는 0.5g이고 분모는 1(일) 혹은 공란이다.

$$cap = \frac{1cap \times 1000\cancel{mg} \times 0.5g}{250\cancel{mg} \times 1g \quad \times 1} = \frac{500}{250} = 2caps의\ amoxicillin$$

만약 그램에서 밀리그램으로 전환이 필요하지 않다면 중간단계가 생략될 수 있다.

아래는 차원해석법의 공식이다.

$$V(약물\ 제형) = \frac{V(약물\ 제형) \times D(지시된\ 용량)}{\underset{(약\ 라벨)}{H(즉시)} \times \underset{(약\ 라벨)}{1\ 혹은\ 공란}}$$

전환을 위해: v (약물 제형)

$$= \frac{V(약물\ 제형) \quad \times C(H) \qquad \times D(지시된\ 용량)}{\underset{(약물\ 라벨)}{H(즉시)} \times \underset{(전환인자)}{C(D)} \times \underset{(약물\ 라벨)}{1\ 혹은\ 공란}}$$

다른 계산법처럼 3가지 요소는 D, H, V이다. 차원해석법에서 전환인자는 공식으로 구성되고, 약물처방의 측정법 단위와 용기가 다를 때 포함된다. 만약 두 가지가 동일한 측정 단위라면 공식에서 단위가 생략가능하다.

예

처방: acetaminophen(Tylenol) 1 g, PO, PRN

사용가능한 약:

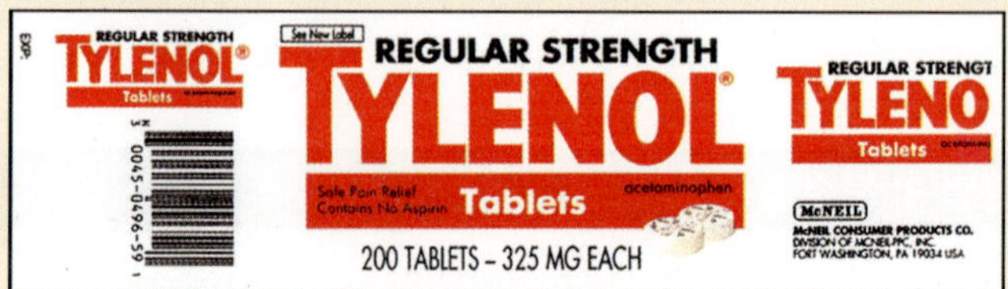

인자: 325mg = 1 정제(약물 라벨로부터)

1g/1(약물처방으로부터)

전환인자: 1000mg= 1g(G)

얼마나 많은 정제가 투여되어야 하는가? ___________

$$tab = \frac{1tab \times 1000\cancel{mg} \times 1\cancel{g}}{325\cancel{mg} \times 1\cancel{g} \quad \times 1} = \frac{1000}{325} = 3.07tab\ 혹은\ 3tab$$

방법 5: 몸무게

몸무게에 의한 약용량 계산은 약물용량의 개별화를 허용하고, 다음 3가지 단계를 포함한다.

1. 필요시, 파운드를 킬로그램으로 전환한다(lb ÷ 2.2 = kg)
2. 아래처럼 곱하여 몸무게당 약용량을 결정한다.

   약용량 × 몸무게 = 1일당 환자 용량
3. 약용량 계산을 위해 기본 공식, 비율 및 비례법, 분수법 혹은 차원해석법을 따른다.

예

1. 처방: fluorouracil (5–FU), 12mg/kg/day IV, 800mg/day를 넘지 않는다. 성인 몸무게는 132lb이다.
   a. 파운드 몸무게를 2.2로 나누어 파운드를 킬로그램으로 전환한다. (1kg = 2.2lb)

      132 ÷ 2.2 = 60kg
   b. mg × kg = 환자 약용량

      12 × 60 = 720mg IV/day

   정답: Fluorouracil 12mg/kg/day = 720mg
2. 처방: cefaclor(Ceclor) 20mg/kg/day를 3번 나눈 투여를 실시. 환자 몸무게는 31lb

사용가능한 약:

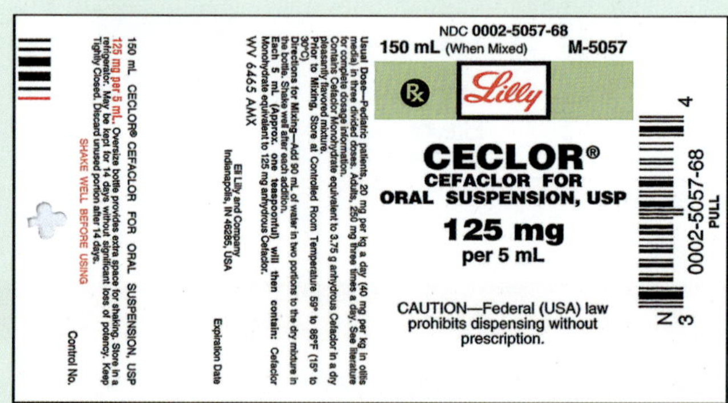

a. 파운드를 킬로그램으로 전환

31 ÷ 2.2 = 14kg

b. 20mg × 14g = 280mg/day

280mg ÷ 3 나눈 용량 = 93mg/용량

c. BF: $\frac{D}{H} \times V = \frac{93}{125} \times 5 = \frac{463}{125} = 3.7mL$ 또는

DA: $mL = \frac{5mL \times 93\cancel{mg}}{125\cancel{mg} \times 1} = \frac{465}{125} = 3.7mL$ 또는

방법 5: 몸무게(계속)

RP: H : V :: D : x

125mg : 5mL :: 93mg : xmL 또는

$125x = 465$

$x = \frac{465}{125} = 3.7$mL 또는

$FE = \frac{H}{V} = \frac{D}{x}$ $\frac{125}{5} = \frac{93}{x} =$

교차곱셈 $125x = 465$

$x = 3.7$mL

정답: cefaclor 20mg/kg/day = 용량당 3.7mL

방법 6: 체표면적

제곱근을 사용한 **체표면적(body surface area, BSA)**

체표면적은 신생아, 소아, 고령자 및 항암요법을 하거나 체중이 낮은 환자에게 약물용량 계산에 가장 정확히 고려되는 방법이다. 체표면적은 평방미터(m^2)로 nomogram scale(그림 A-2-1[소아] 및 A-2-2[성인])에서 키와 몸무게로 교차되는 지점에서 결정된다. 체표면적으로 약용량을 계산하기 위해 처방된 약용량을 평방미터수로 곱하면 된다.

100mg × 1.8m^2(체표면적) = 180mg/day

예

1. 처방: cyclophosphamide(Cytoxan) 100mg/m^2/day, IV

   사용가능한 약:

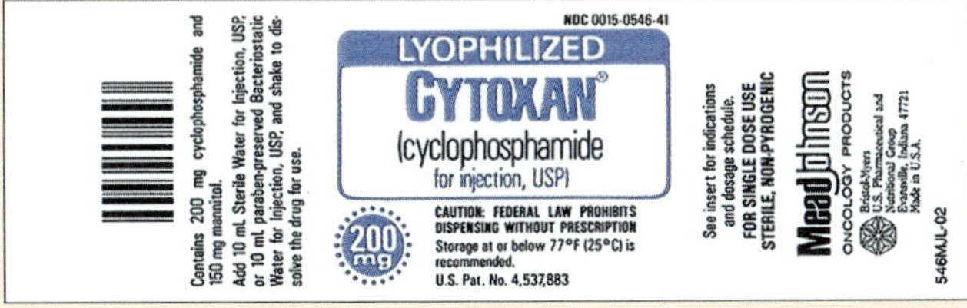

   환자의 키는 70인치이며, 몸무게는 160lb이다.

   a. 70인치와 160lb는 nomogram 스케일상에서 교차하는 지점이 1.97m^2(체표면적)이다.

   b. 100mg × 1.97 = 197mg

정답: Cyclophosphamide 197mg 혹은 200mg/day를 투여한다.

2. 처방: mephenytoin(Mesantoin) 200mg/m2 PO를 3번에 나누어 투여. 환자는 키가 42인치이고, 몸무게가 44lb이다.

   a. 42인치와 44lb는 nomogram scale상에서 교차하는 표면적 지점이 0.8m^2이다.

   b. 200mg × 0.8 = 160mg/day 혹은 50mg (53) t.i.d.

정답: Mephenytoin 50mg t.i.d. 투여한다.

제곱근을 사용하는 표면적

표면적은 제곱근을 사용하여 계산될 수 있고 키와 몸무게의 분수 공에서는 상수로 나눈다. 지금 계산기 사용이 가능하고, nomogram 상에서 줄을 긋는 것보다 오류가 거의 없이 더욱 정확하다고 연구는 말하고 있다. 제곱근을 사용한 체표면적을 위한 공식은 다음과 같다.

$$BSA = \sqrt{\frac{\text{height(inches)} \times \text{wt(lb)}}{\text{3131(constant)}}}$$

예

처방: melphalan(Alkeran) 16mg/m^2 q2wk. 환자는 키가 68인치이고 몸무게가 172lb이다.

a. BSA 인치와 파운드 공식을 사용한다.

$$BSA = \sqrt{\frac{68in \times 172lb}{3131}}$$

$$BSA = \sqrt{\frac{11696}{3131}}$$

$$BSA = \sqrt{3\ 73}$$

$$BSA = 1.9\ m^2$$

b. 16mg × 1.9m^2 = 30.4mg/m^2 혹은 30mg/m^2. 2주마다 30mg을 투여받아야 한다.

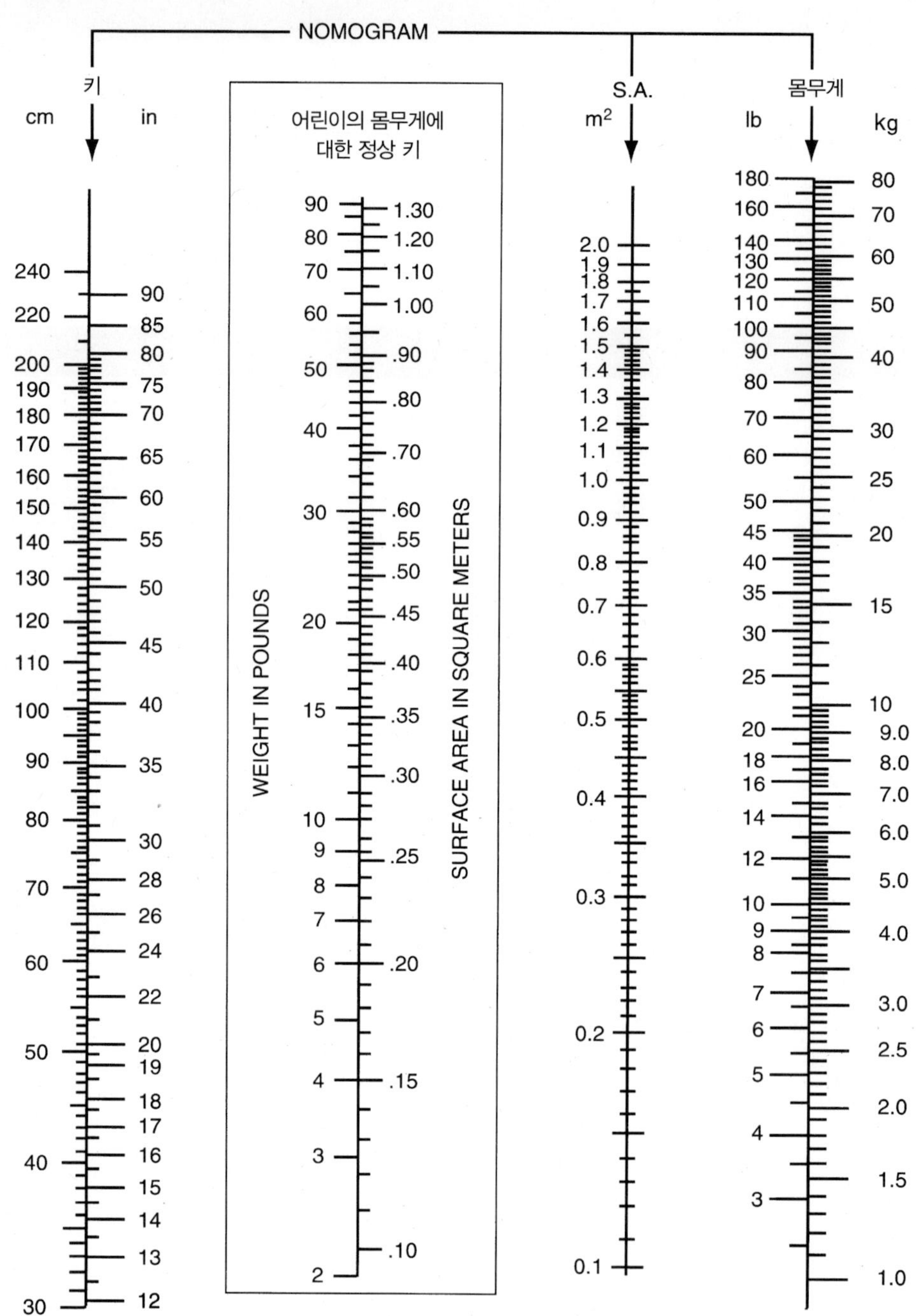

그림 A-2-1 신생아와 소아를 위한 West nomogram. 방법: (1) 키를 찾는다. (2) 몸무게를 찾는다. (3) 키와 몸무게를 연결하는 직선을 잇는다. (4) 직선이 체표면적과 교차하는 지점의 수치를 읽는다(m^2). (Boyd E, West CD. In Behrman RE, Kliegman RM, Jensen HB: Nelson textbook of pediatrics, ed. 18, Philadelphia, 2007, Saunders의 데이터를 수정함.)

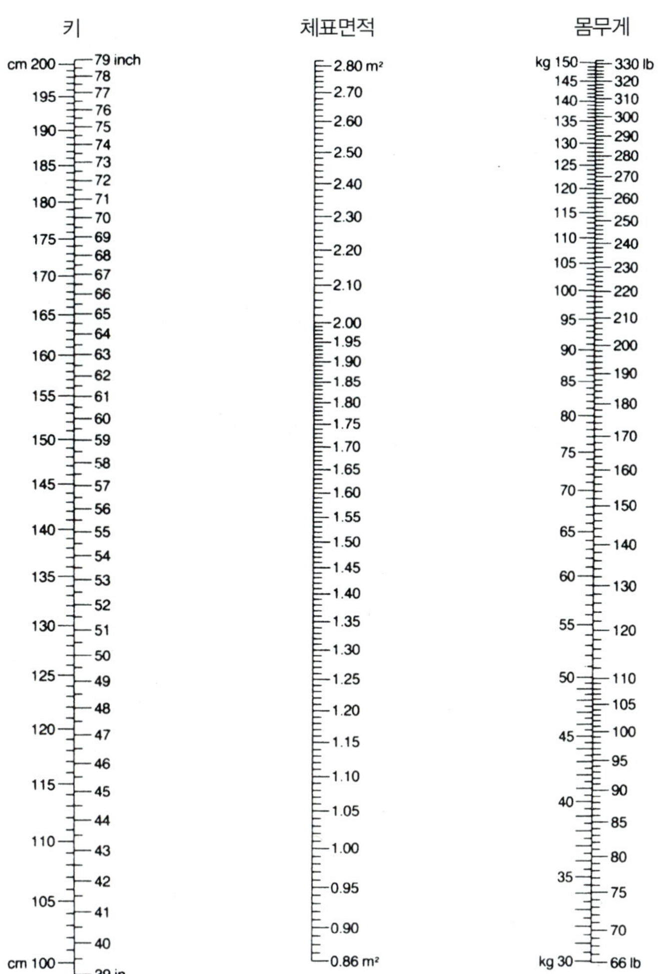

그림 A-2-2 성인의 체표면적의 nomogram. 방법: (1) 키를 찾는다. (2) 몸무게를 찾는다. (3) 키와 몸무게를 연결하는 직선을 잇는다. (4) 직선이 체표면적과 교차하는 지점의 수치를 읽는다 (m2). (Deglin JH, Vallerand AH, Russin A: Davis's drug guide for nurses, ed. 2, Philadelphia, 1991m FA Davis; Lentner C (ed). Geigy scienctific yables, ed. 8, vol. 1, Basel, Switzerland, 1981, Ciba–Geigy, pp. 226–227. In Behrman RE, Kliegman RM, Jensen HB: Nelson textbook of pediatrics, ed. 18, Philadelphia, 2007, Saunders.)

연습문제1

기본 공식, 비율 및 비례법 혹은 분수법을 이용한 약물용량

아래에 주어진 것처럼 문제를 풀고 약용량을 결정하시오.

1. 처방: cimetidine(Tagamet) 0.4g PO, q6h

사용가능한 약:

LOT
EXPIRES
693575-F
3 0108-5026-18 4

NSN 6505-01-176-0712
Store at controlled room temperature (59°-86°F).
Dispense in a tight, light-resistant container.
Each tablet contains cimetidine, 400 mg.
Dosage: See accompanying folder for complete prescribing information.
Important: Use safety closures when dispensing this product unless otherwise directed by physician or requested by purchaser.
Caution: Federal law prohibits dispensing without prescription.
U.S. Patents 3,950,333 and 4,024,271
SmithKline Beecham Pharmaceuticals
Philadelphia, PA 19101

400mg
NDC 0108-5026-18
TAGAMET®
CIMETIDINE TABLETS
60 Tablets
SB SmithKline Beecham

얼마나 많은 Tagmet 정제를 환자는 투여받아야 하는가? ________

연습문제1(계속)

기본 공식, 비율 및 비례법 혹은 분수법을 이용한 약물용량

2. 처방: doxycycline hyclate(Vibra-Tab), PO, 처음 200mg; 이후 50mg PO, b.i.d.
   사용가능한 약(새김이 있는 정제):

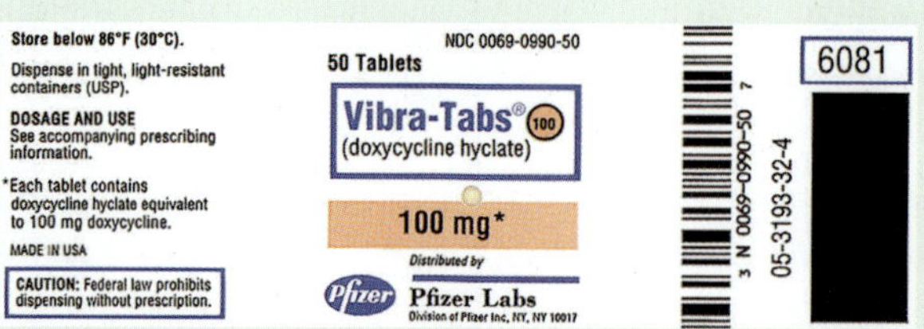

   a. 처음 용량으로 얼마나 많은 새김이 있는 정제를 투여해야 하는가?__________

   b. 처음 용량 이후에 매번 용량마다 당신은 얼마나 많은 새김이 있는 정제를 투여해야 하는가?

3. 처방: azithromycin(Zithromax 250mg), PO, 매일
   사용가능한 약:

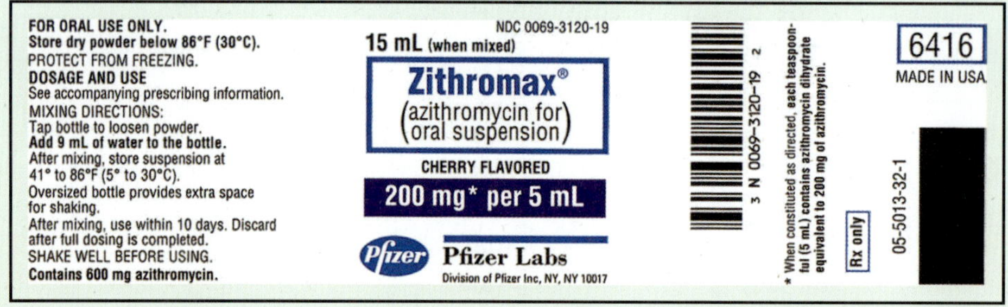

   얼마나 많은 밀리리터를 환자에게 투여해야 하는가? ________

4. 처방: hydrochlorthiazide(HydroDIURIL) 25mg PO, 매일
   사용가능한 약(새김이 있는 정제):

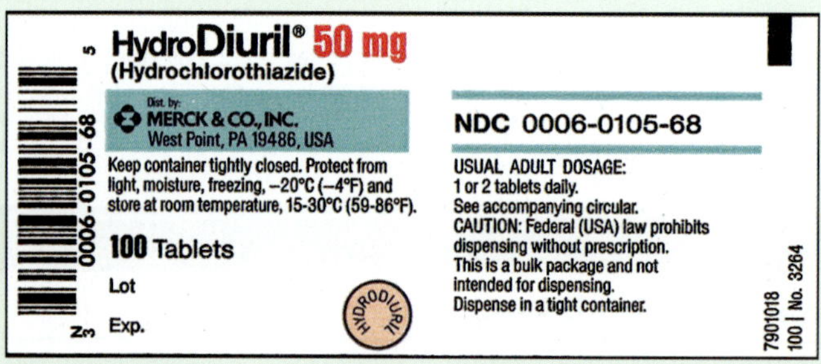

   얼마나 많은 새김이 있는 정제를 환자는 투여받아야 하는가? ________

5. 처방: cefadroxil(Duricef) 500mg PO, b.i.d.
   사용가능한 약:

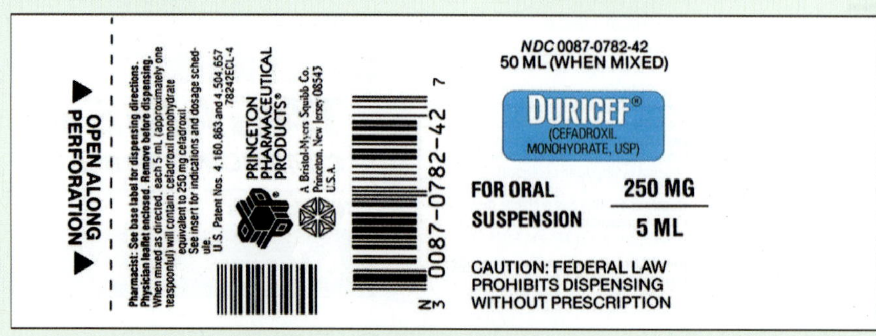

   얼마나 많은 밀리리터를 환자에게 투여해야 하는가? ________

연습문제1(계속)

기본 공식, 비율 및 비례법 혹은 분수법을 이용한 약물용량

6. 처방: dicloxacillin 100mg PO, q8h
   사용가능한 dicloxacillin 62.5mg/5mL:
   얼마나 많은 밀리리터를 환자는 투여받아야 하는가? ________
7. 처방: meperidine(Demerol) 35mg IM STAT
   사용가능한 약:

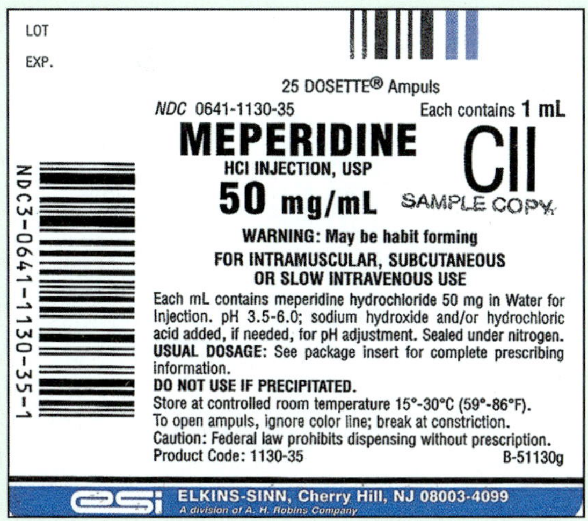

   얼마나 많은 밀리리터를 환자가투여받아야 하는가? ________
8. 처방: atropine sulfate 0.4mg, SC
   사용가능한 약:

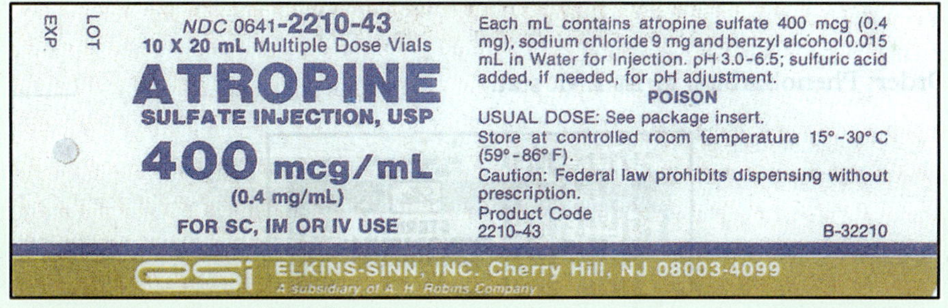

   a. 얼마나 많은 밀리리터를 환자가투여받아야 하는가? ________

연습문제2

차원해석법을 이용한 약물용량

9. 처방: erythromycin(ERY-TAB) 0.5 g, PO, q8h
   사용가능한 약:

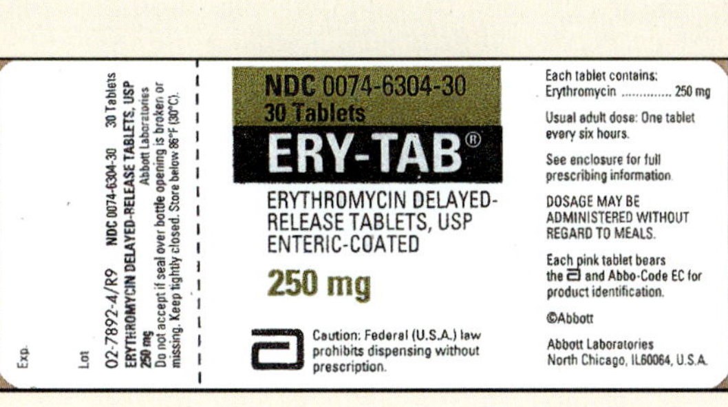

연습문제2(계속)

차원해석법을 이용한 약물용량

a. 용량당 얼마나 많은 밀리그램을 환자에게 투여하는가? ________

b. 하루당 얼마나 많은 밀리그램을 환자에게 투여하는가? ________

c. 용량당 얼마나 많은 정제 환자에게 투여하는가? ________

10. 처방: loracarbef(Lorabid) 경구 현탁액, 0.4 g, PO, q12h 10일간

사용가능한 약:

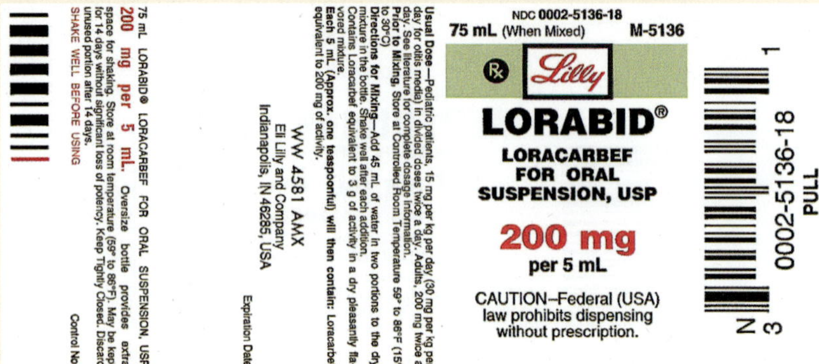

a. 요소: 200mg = 5mL(약 라벨로부터)

b. 전환인자: 1000mg = 1 g

c. 환자는 얼마나 많은 밀리리터를 투여받아야 하는가? ________

11. 처방: ciprofloxacin(Cipro) 0.5g PO, b.i.d.

사용가능한 약:

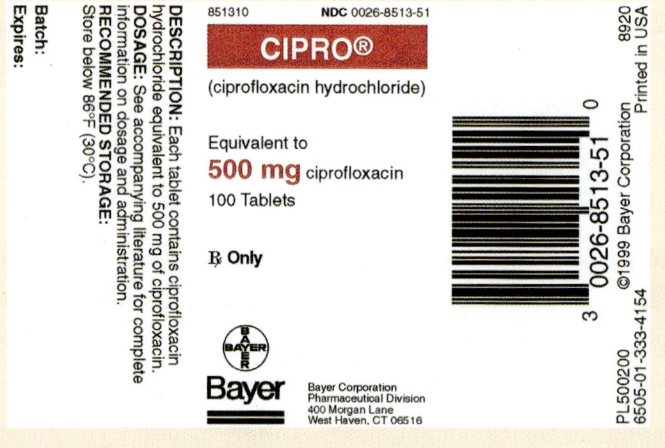

a. 환자는 용량당 얼마나 많은 정제를 투여받아야 하는가? ________

연습문제3

체중을 이용한 약물용량

12. 처방: sulfosoxazole (Gantrisin) 50mg/kg/day PO, 4번 나누어 투여 (q6h). 환자 몸무게는 44lb. 환자는 하루에 얼마나 많은 mg을 투여받아야 하는가? ________ 용량 당? ____

13. 처방: albuterol (Proventil) 0.1mg/kg/day PO를 4번 나누어 투여. 환자 몸무게는 86lb이다.

14. 처방: cefprozil (Cefzil) 15mg/kg/day PO, 두 번 나누어 투여. 환자 몸무게는 33lb이다.

연습문제3(계속)

체중을 이용한 약물용량

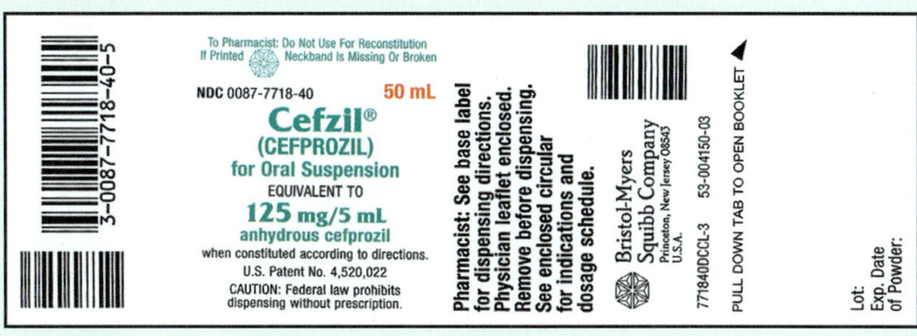

a. 환자는 하루에 얼마나 많은 밀리리터를 투여받아야 하는가? ________

b. 환자는 용량당 얼마나 많은 밀리리터를 투여받아야 하는가? ________

연습문제4

체표면적(BSA)에 의한 약용량 계산

15. 환자의 키는 62인치이고 몸무게는 130lb이다. BSA는 얼마 인가?
16. 처방: bleomycin sulfate 20unit/m^2 IV. 환자의 키는 70인치이고 몸무게는 160lb이다. 얼마나 많은 unit을 환자에게 투여해야 하는가?
17. 처방: sulfisoxazole(Gantrisin) 2g/m^2 4번 나누어 투여. 환자는 50인치 키에 60lb의 몸무게이다.
    사용가능한 약: sulfisoxazole 500mg/5mL
    a. BSA가 무엇인가?
    b. 하루에 소아는 얼마나 많은 그램을 투여받아야 하는가? ______
    c. 소아는 용량당 얼마나 많은 밀리리터를 투여받아야 하는가? ______

연습 문제 정답

1 기본 공식, 비율 및 비례법 혹은 분수법을 이용한 약용량

1. a. 소수점을 우측으로 3칸 이동함으로써 그램을 밀리그램으로 전환한다.

$$0.4\text{g} = 0.400\text{mg}$$

b. 기본 공식: $\frac{D}{H} \times V = \frac{400\text{mg}}{400\text{mg}} \times 1$ 정제 $= 1$ 정제

2. a. 처음에:

기본 공식: $\frac{D}{H} \times V = \frac{\overset{2}{\cancel{200}}}{\underset{1}{\cancel{100}}} \times 1 = 2$ 정제

혹은

비율 및 비례법: H : V :: D : x

100mg : 1tab :: 200mg : x

$100x = 200$

$x = 2$ 정제

혹은

분수법(교차곱셈):

$\frac{100}{1} = \frac{200}{x} =$

$100x = 200$

$x = 2$ 정제

혹은

차원해석법: 전환인자 없음

정제(s) $= 1 \times \frac{1 \times \overset{2}{\cancel{200}}}{\underset{1}{\cancel{100}} \times 1} = 2$ 정제

b. 매일: 비율 및 비례법: H : V :: D : x

100mg : 1tab :: 50mg : x

$100x = 50$

$x = \frac{1}{2}$ 정제

1 기본 공식, 비율 및 비례법 혹은 분수법을 이용한 약용량(계속)

차원해석법: 전환인자 없음

정제(s) $= \frac{1\text{tab} \times 50\text{mg}}{100\text{mg} \times 1} = \frac{1}{2}$ 정제

3. a. 기본 공식: $\frac{D}{H} \times V = \frac{250\text{mg}}{200\text{mg}} \times 5\text{mL} = \frac{25}{4} = 6.25\text{mL}$ 혹은 5mL

4. $\frac{1}{2}$ 정제

5. 10mL

6. 분수법: $\frac{H}{V} = \frac{D}{x}\ \frac{62.5\text{mg}}{5\text{mL}} = \frac{100\text{mg}}{x\text{mL}}$

(교차곱셈 $62.5x = 500$)

$x = 8\text{mL}$

7. 0.7mL

8. a. 400mcg/mL = 0.4mg/mL

$\frac{D}{H} \times V = \frac{0.4\text{mg}}{0.4\text{mg}} \times 1 = 1\text{mL}$ atropine

2 차원해석법을 이용한 약물용량 계산

9. a. 0.5 = 500mg(밀리그램을 위해 소수점을 우측으로 3칸 이동)

정답: 500mg

b. q8h = 하루 3회; 500mg × 3 = 1500mg 하루당(0.5g × 3 = 1.5g 하루당)

c. 차원해석법: tab $= \frac{250\text{mg} \times 1 \qquad \times 1}{1\text{tab} \times 1000\text{mg} \times 0.5\text{g}} = \frac{500}{250}$

= 2 정제 ERY-TAB

10. mL $= \frac{5\text{mL} \times 1000\text{mg} \times 0.4\text{g}}{200\text{mg} \times 1\text{g} \qquad \times 1} = 10\text{mL}$

11. tab $= \frac{1\text{tab} \times 1000\text{mg} \times 0.5\text{g}}{500\text{mg} \times 1\text{g} \qquad \times 1} = 1$ 정제

3 체중을 이용한 약물용량 계산

12. a. 44lb ÷ 2.2kg = 20kg

b. 50mg×20kg = 1000mg/day

1000 ÷ 4회 하루에 = 250mg q.i.d. 혹은 q6h

13. a. 86 ÷ 2.2 = 39kg

b. 0.1mg×39 = 3.9mg 혹은 4mg (대략 정수로)

4 ÷ 4 = 1mg q6h

14. 33 ÷ 2.2 = 15kg

15mg×15 = 225mg/day

225 ÷ 2회 하루당 = 112.5mg, q12h 용량당

$\frac{D}{H} \times V = \frac{112.5}{125} \times 5\text{mL} = \frac{562.5}{125} = 4.5\text{mL}$ q12h

a. Cefprozil 225mg/day 투여

b. 112.5mg = 4.5mL, q12h 투여

4 체표면적을 이용한 약물용량 계산

15. 1.65m^2

16. a. 환자의 키와 몸무게에 의하면 namogram상에서 표면적은 1.97m^2

b. 20unit × 1.97 = 39.4 혹은 39unit(대략 정수로)

4 ÷ 4 = 1mg q6h

17. a. 키와 몸무게로 nomogram scale에 의하면 0.98m^2

b. 2g × 0.98 = 1.96g 혹은 2g/day(대략 정수로)

c. 5mL(그램을 밀리그램으로 전환)

0.5g = 0.500mg 혹은 500mg

A-3: 경구약제 용량의 계산

목표

- 정제, 캡슐, 액상약물의 선택된 공식으로 경구투여용량을 계산한다.
- 체중과 체표면적에 따라 경구투여약물을 계산한다.
- 처방된 비율에 따라 희석이 필요한 관공급 용액의 양을 계산한다.

모든 약제의 80% 정도가 경구로 투여된다. 경구약제는 정제, 캡슐, 파우더 및 액상으로 사용가능하다. 경구투여 약의 약어는 영어로 P.O. 혹은 PO(per os 혹은 by mouth)로 표시한다. 경구투여 약제는 위장관, 특히 소장관을 통해서 흡수된다.

경구투여약물은 다음과 같은 장점이 있다. (1) 환자가 주변 도움 없이 자주 복용할 수 있다. (2) 다른 경로로 투여하는 약물보다 값이 싸다. (3) 보관이 용이하다. 단점으로는 (1) 위장관의 음식 존재와 위장관 분비의 pH 변화에 따라 흡수에 다양함이 있고, (2) 일부 약제(예, 염화칼륨)에 의해 위점막이 자극되고, (3) 간효소에 의해 약물의 부분적인 비활성 혹은 파괴 등이 포함된다. 이 절은 성인에 대한 경구약물 용량에 대하여 토론한다. A-6은 소아에 대한 경구투여약물 용량을 다루고 있다.

정제, 캡슐, 액상약물

정제(tablet)는 다양한 형태와 약물 강도로 출시된다. 대부분의 정제는 점수화되어 있고, 게다가 필요한 약물용량의 절반이 필요한 경우에 쉽게 파괴할 수 있다. **캡슐(capsule)**은 파우더 혹은 시간에 따라 분비되는 펠렛(pellet)을 함유하는 젤라틴 껍질로 되어 있다. 서방-캡슐과 조절분비캡슐은 파괴하고 희석하면 안 된다. 그 이유는 제조사에 의해 표기된 것보다 더 빠른 속도로 약물이 흡수될 수도 있기 때문이다. 정제형태로 존재하는 많은 약물들은 또한 액상형태로 사용가능하다. 환자가 정제를 복용하기 힘들 때는 약물의 액상형태가 주어지기도 한다. 액상형태의 약물은 현탁액, 시럽, 엘릭시르(elixir) 혹은 팅크제 형태로 사용가능하다. 염화칼륨과 같은 일부 액상약물들은 위장을 자극할 수 있으므로 희석해야 한다. 팅크제는 항상 희석한다.

장용 코팅(단단한 껍질)정제는 위점막을 자극할 수 있는 약물이므로 파괴해서는 안 된다. 장용 코팅 약물은 위장을 통과하여 약물의 코팅이 녹고 그들의 흡수가 일어나는 장소인 소장으로 도달한다. 위점막을 자극할 수 있는 경구투여약물(정제캡슐 액상)은 6–8온스의 수분 혹은 음식과 함께 복용해야 한다. 그림 A-3-1은 다양한 형태의 정제와 캡슐을 나타내고 있다.

액상약물은 온스, 티스푼, 테이블 스푼 및 mL로 계산하기 위해 약물컵에 붓는다. 그림 A-3-2는 약물컵에 표기를 나타내고 있다.

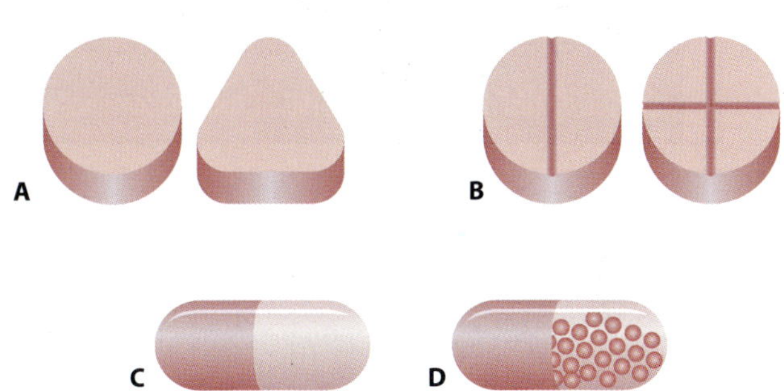

그림 A-3-1 정제와 캡슐의 형태. A와 B, 정제; C와 D, 캡슐.

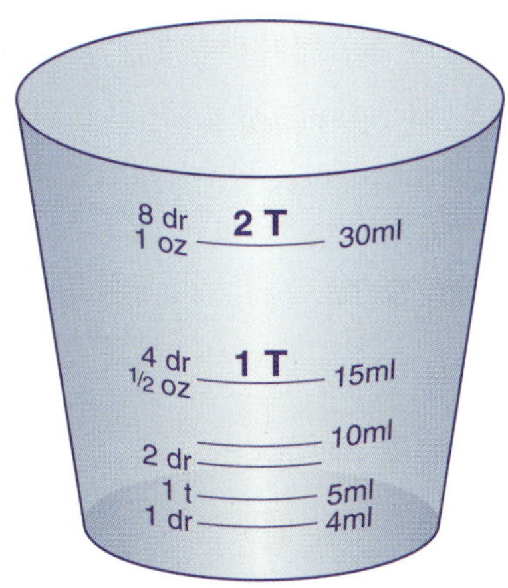

그림 A-3-2 액체 측정을 위한 약물컵. (Kee JL, Marshall SM: Clinical calculation, ed. 7, St, Louis, 2013, Elsevier.)

경구투여 라벨의 이해

제약회사는 항상 라벨에 대문자로 상표명을, 소문자로 일반명을 표기하고 있다. 흔히 약물이름 밑에 정제캡슐 혹은 액상약물의 용량을 인쇄하고 있다.

약물의 구분

약물오류예방

일부 약의 스펠링은 비슷하게 보이거나 발음이 비슷하다. 그러나 다른 화학적 약물구조를 가지고 다른 건강문제로 다르게 처방된다. 약물이 처방될 때 스펠링이 정확한지 확인하고 이름이 유사한 약물을 투여할 때 매우 주의를 요한다. **주의**: 의사가 수기로 표기한 약물이름.

예

Ceftin은 상표명이고 cefuroxime axetil은 일반명이다. 용량은 5mL당 125mg(경구용 현탁액).

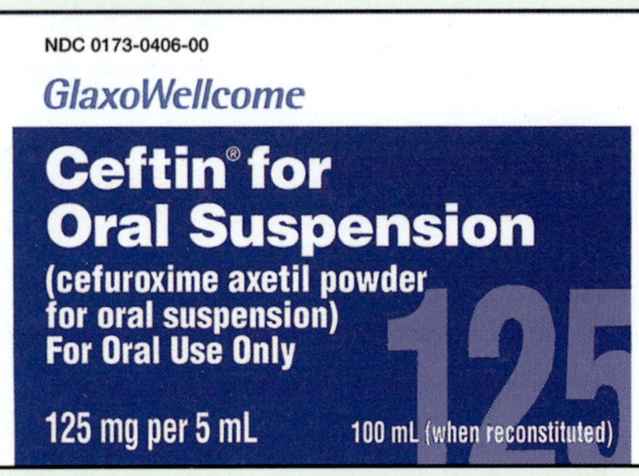

Contains 3.0 g of cefuroxime axetil equivalent to 2.5 g of cefuroxime.
Caution: Federal law prohibits dispensing without prescription.
See package insert for Dosage and Administration.
Directions for Mixing Oral Suspension: Prepare the suspension at time of dispensing. Shake the bottle to loosen the powder. Remove the cap. Add 37 mL of water for reconstitution and replace the cap. **Invert bottle** and vigorously rock it from side to side so that water rises through the powder. Once the sound of the powder against the bottle disappears, **turn the bottle upright** and vigorously shake it in a diagonal direction.
Before reconstitution, store dry powder between 2° and 30°C (36° and 86°F). After reconstitution, store suspension between 2° and 25°C (36° and 77°F), at room temperature or in a refrigerator. **SHAKE WELL BEFORE EACH USE.** Replace cap securely after each opening. Discard after 10 days.

Glaxo Wellcome Inc.
Research Triangle Park, NC 27709
Made in England
4072677 Rev. 6/97

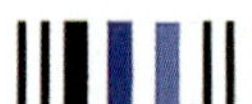

예1 Quinidine과 Quinine

Quinidine은 항부정맥약물이고, quinine은 말라리아치료제이다. 약을 붓기 전에 약물 라벨을 세 번 읽어야 한다.

예2 Celebrex, Celexa, Cerebyx

세 가지 약이 모두 상표명이고 유사한 영문 스펠링을 가진다. Celebrex(celecoxib)는 진통제이고, COX-2 효소억제제인 Celexa(citalopram)는 항우울제로 선택적 serotonin 재흡수억제제(SSRI)이다. 그리고 Cerebyx(fosphenytoin sodium)는 항경련제이다.

예3 Percodan과 Percocet

Percodan은 oxycodone과 aspirin을 포함하고, Percocet은 oxycodone과 acetaminophen을 포함한다. 환자는 aspirin에 과민할 수도 있고, 위장궤양 때문에 aspirin을 피해야 한다. 그러므로 환자는 Percocet을 복용하는 것이 중요하다. 약물 라벨을 조심스럽게 읽어야 한다.

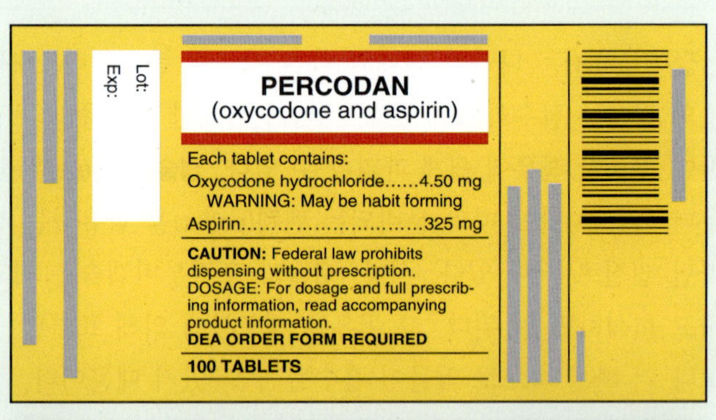

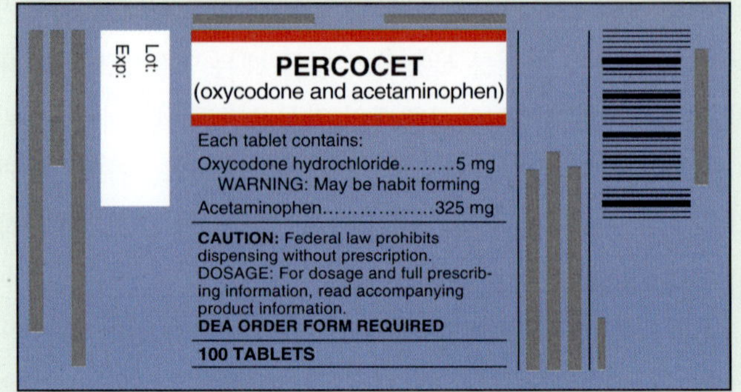

예4 Hydroxyzine과 Hydralazine

Hydroxyzine은 항우울제이고, hydralazine은 항고혈압제이다.

정제, 캡슐, 액상 약제 용량을 위한 계산

경구용 약용량을 계산할 때, 부록 A-2에서의 계산방법 중 한 가지를 선택한다.

1. 처방: diltiazem(Cardizem) 60mg PO, b.i.d.

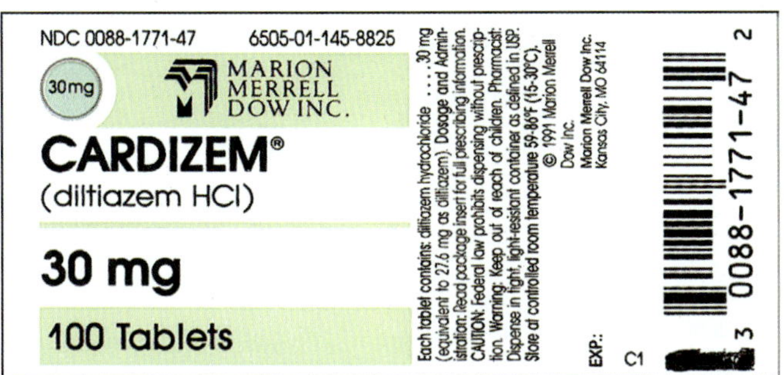

얼마나 많은 정제를 투여할 것인가? ________

a. 기본 공식: D/H×V = 60/30×1 = 2 정제

b. 비율 및 비례법: H : V :: D : x

$$30\text{mg} : 1\text{mg} :: 60\text{mg} : x\text{tab}$$

$$30x = 60$$

$$x = 2 \text{ 정제}$$

정답: diltiazem(cardizem) 60mg = 2 정제

c. 분수법: $\frac{H}{V} = \frac{D}{x} \quad \frac{30}{1} = \frac{60}{x}$(교차곱셈) $= 30x = 60$

$x = 2$ 정제

d. 차원해석법: $\text{tab} = \frac{1\text{tab} \times \cancel{60\text{mg}}}{\cancel{30\text{mg}} \times 1} = 2$ 정제

전환이 필요하지 않다.

2. 처방: clarithromycin(Biaxin) 100mg PO q6h

사용가능한 약물:

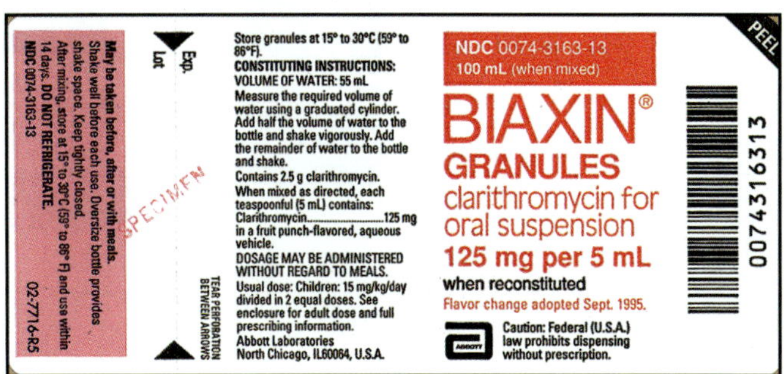

용량당 얼마나 많은 밀리리터를 환자에게 투여하는가?

____

a. 기본 공식: $\frac{D}{H} \times \frac{D}{x} = \frac{100}{\underset{25}{\cancel{125}}} \times \overset{1}{\cancel{5}} = 4\text{mL}$

혹은

b. 비율 및 비례법: H : V :: D : V

125 : 5 :: 100 : x

125 x = 500

x = 4mL

혹은

c. 차원해석법: $\text{mL} \frac{5\text{mL} \times \overset{4}{\cancel{100}}\text{mg}}{\underset{5}{\cancel{120}}\text{ mg} \times 1} = \frac{20}{5} = 4\text{mL}$

연습문제1

경구용 약물

주어지는 약물의 모르는 양 x에 대한 약물 문제를 푸시오.

1. 처방: doxepin HCl(Sinequan) 30mg PO, 취침 시 (h.s.)

사용가능한 약:

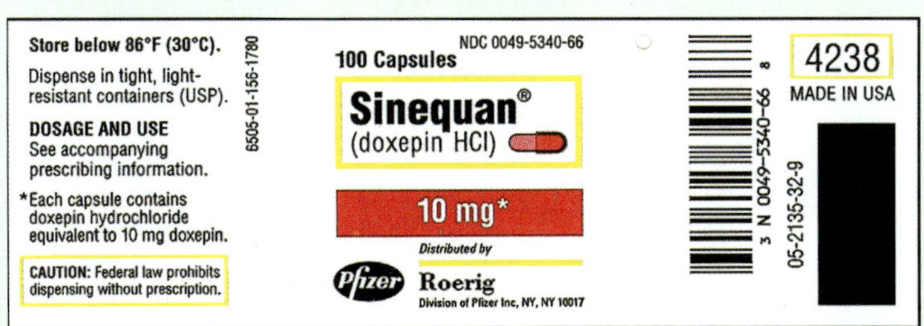

환자는 얼마나 많은 캡슐을 복용하여야 하는가?

연습문제1(계속)

경구용 약물

2. 처방: lisinopril(Zestril) 5mg PO, 매일
   사용가능한 약:

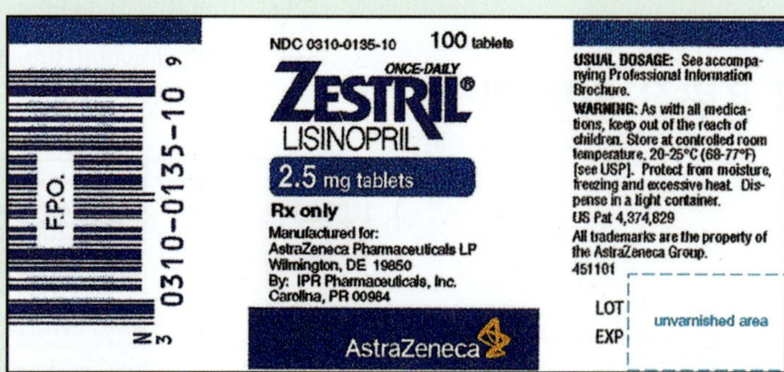

   환자는 얼마나 많은 정제를 복용하여야 하는가?

3. 처방: zidovudine (Retrovir) 300mg PO, q12h
   사용가능한 약:

240 mL NDC 0173-0113-18

RETROVIR®
(zidovudine)
Syrup

Each 5 mL (1 teaspoonful) contains zidovudine 50 mg and sodium benzoate 0.2% added as a preservative.

CAUTION: Federal law prohibits dispensing without prescription.

U.S. Patent Nos. 4818538 (Product Patent); 4724232, 4833130, and 4837208 (Use Patents)

For indications, dosage, precautions, etc., see accompanying package insert.
Store at 15° to 25°C (59° to 77°F).

Made in U.S.A. Rev. 5/96 587023

GlaxoWellcome
Glaxo Wellcome Inc.
Research Triangle Park, NC 27709

LOT
EXP

   a. 하루에 환자는 얼마나 많은 밀리그램을 복용하여야 하는가?
   b. 환자는 얼마나 많은 밀리리터를 복용하여야 하는가?

4. 처방: digoxin(Lanoxin) 0.5mg PO, 매일
   사용가능한 약:

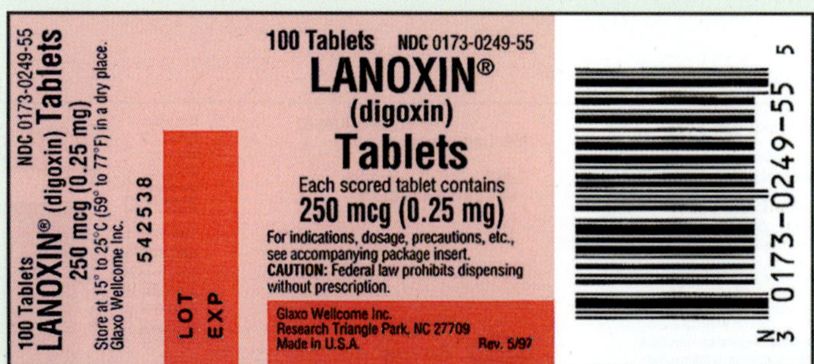

   얼마나 많은 정제를 간호사가 투여해야 하는가?

연습문제1(계속)

경구용 약물

5. 처방: nitroglycerin(Nitrostat) 1/150 gr 혀밑 STAT

사용가능한 약:

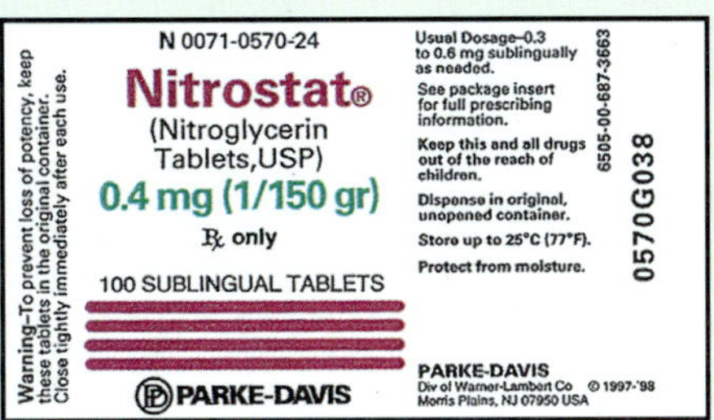

얼마나 많은 혀밑 정제를 환자가투여해야 하는가?

6. 처방: bethanechol Cl (Urecholine) 20mg PO, t.i.d.

사용가능한 약:

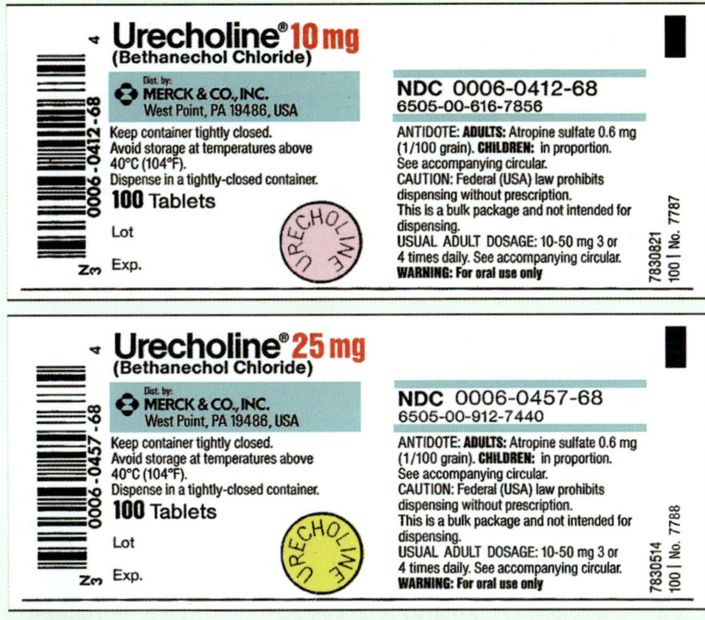

a. 어떤 Urecholine 병을 간호사가 선택해야 하는가?

b. 환자는 용량당 얼마나 많은 정제를 복용해야 하는가?

7. 처방: amoxicillin clavulanate(Augmentin) 500mg PO, b.i.d.

사용가능한 약:

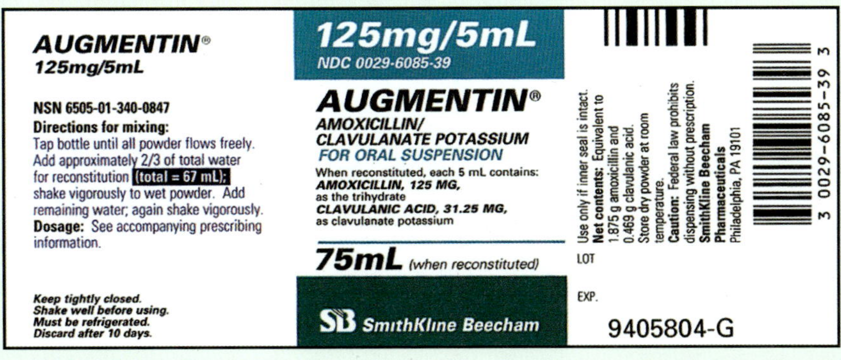

환자는 용량당 얼마나 많은 밀리리터를 복용해야 하는가? ______

연습문제1(계속)

경구용 약물

8. 처방: ondansetron HCl(Zofran) 6mg PO, 항암요법 30분 전에, q8h×2 용량

사용가능한 약:

NDC 0173-0489-00 GlaxoWellcome

Zofran®
(ondansetron hydrochloride)
Oral Solution

4 mg/5 mL

Caution: Federal law prohibits dispensing without prescription.

50 mL

Each 5 mL contains 5 mg of ondansetron HCl dihydrate equivalent to 4 mg of ondansetron.

See package insert for Dosage and Administration.

Store between 15° and 30°C (59° and 86°F). Protect from light. Store bottle upright in carton.

Glaxo Wellcome Inc.
Research Triangle Park, NC 27709
Made in England
4058968
Rev. 3/96

용량당 당신은 얼마나 많은 밀리리터를 투여하는가? ________

9. 처방: prazosin(Minipress) 10mg PO, 매일

사용가능한 약: prazosin 1mg, 2mg, 5mg 정제

a. 어느 정제를 선택해야 하는가? ________

b. 얼마나 많이 투여해야 하는가? ________

10. 처방: capropril (Capoten) 25mg, PO, b.i.d., 심부전증이 있는 노인 환자

사용가능한 약:

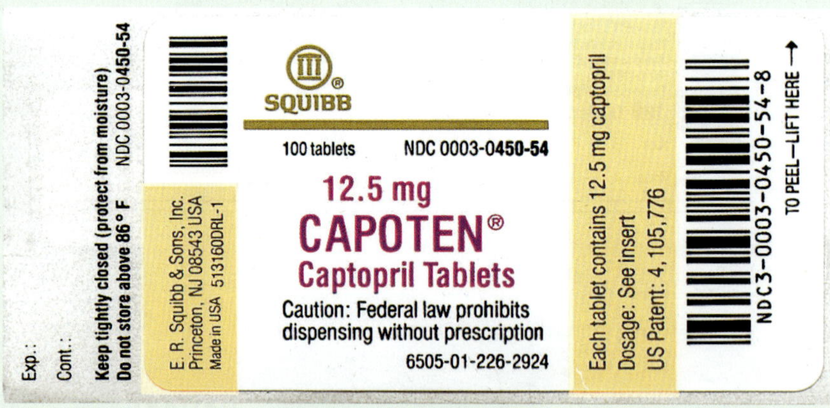

a. 하루당 환자는 얼마나 많은 밀리그램을 복용해야 하는가? ________

b. 용량당 얼마나 많은 정제를 당신은 투여하는가? ________

11. 처방: carbidopa-levodopa(Sinemet) 12.5–125mg PO, b.i.d.

사용가능한 약: Sinemet 25–100, 25–250, 10–100mg 정제

a. 어느 정제를 선택해야 하는가? ________

b. 환자는 얼마나 많이 투여받아야 하는가? ________

연습문제1(계속)

경구용 약물

12. 처방: cefuroxime axetil(Ceftin) 400mg, PO, q12h

사용가능한 약:

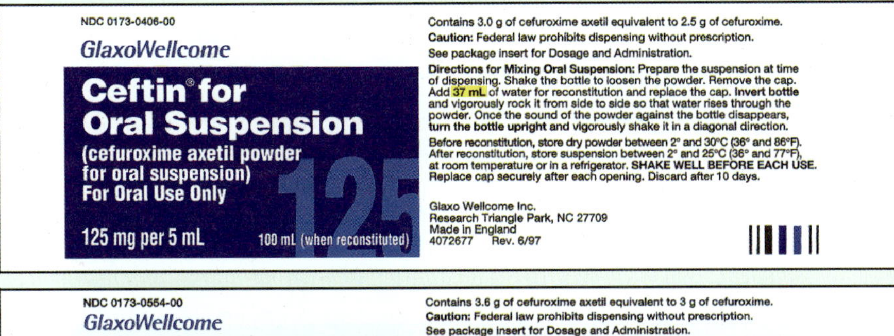

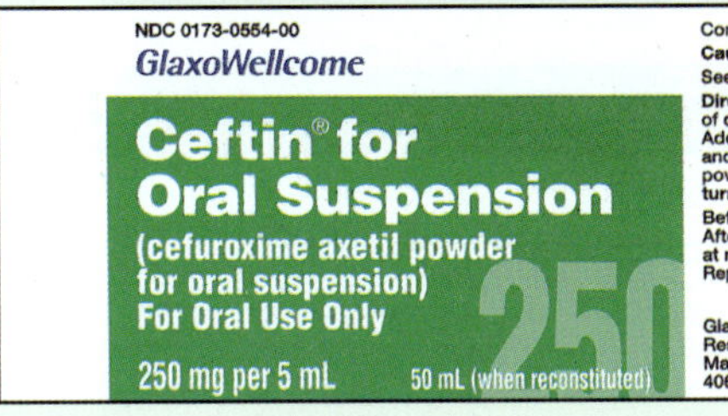

Contains 3.6 g of cefuroxime axetil equivalent to 3 g of cefuroxime.
Caution: Federal law prohibits dispensing without prescription.
See package insert for Dosage and Administration.
Directions for Mixing Oral Suspension: Prepare the suspension at time of dispensing. Shake the bottle to loosen the powder. Remove the cap. Add 19 mL of water for reconstitution and replace the cap. Invert bottle and vigorously rock it from side to side so that water rises through the powder. Once the sound of the powder against the bottle disappears, turn the bottle upright and vigorously shake it in a diagonal direction.
Before reconstitution, store dry powder between 2° and 30°C (36° and 86°F). After reconstitution, store suspension between 2° and 30°C (36° and 86°F), at room temperature or in a refrigerator. SHAKE WELL BEFORE EACH USE. Replace cap securely after each opening. Discard after 10 days.
Glaxo Wellcome Inc.
Research Triangle Park, NC 27709
Made in England
4067827 Rev. 5/97

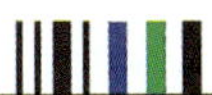

a. 환자는 용량당 얼마나 많은 밀리리터를 복용해야 하는가? ______

b. 어떤 약병을 선택해야 하는가? 당신의 답을 설명하시오. ______

추가 차원해석법

13. 처방: omeprazole(Prilosec) 20mg PO, 매일

사용가능한 약:

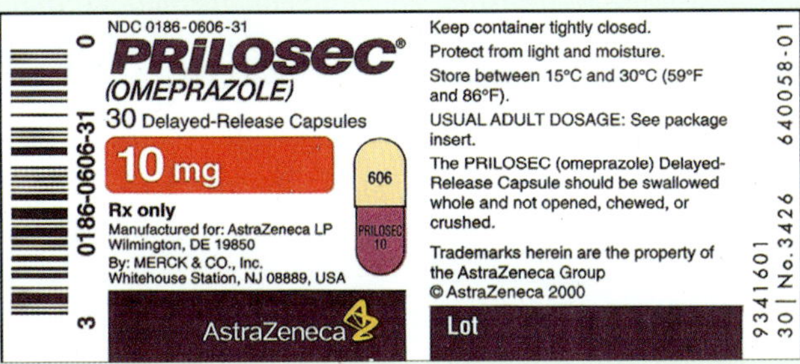

전환인자: 없음 (두 가지 모두 밀리그램)

환자는 얼마나 많은 캡슐을 투여받아야 하는가?

14. 처방: amoxicillin(Amoxil) 0.1g PO, q8h

사용가능한 약:

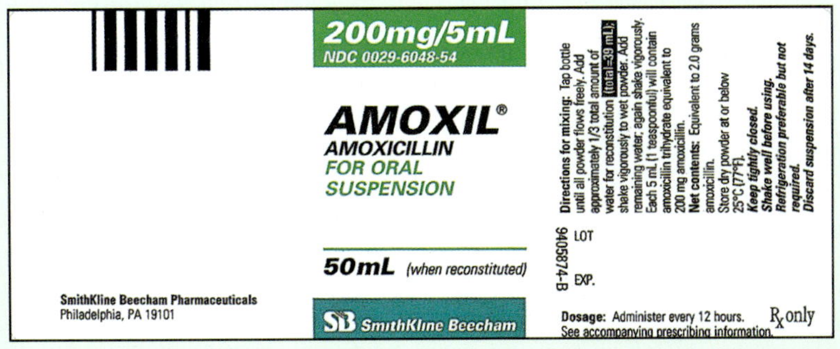

전환인자: 1000mg = 1 g

환자는 용량당 얼마나 많은 밀리리터를 복용해야 하는가? ______

체중과 체표면적

체중과 체표면적으로 성인 약용량을 계산하는 것이 항암제 투여 시 가장 흔히 사용된다. 이들 두 방법은 어린이 약용량 계산에도 흔히 사용된다. 소아에서의 예와 실전문제는 부록 A-6에서 다루고 있다.

체중방법을 사용하기 위해, 환자의 몸무게를 파운드에서 킬로그램으로 전환해야 한다. 킬로그램과 같게 하려면 파운드를 2.2로 나누면 된다. 체표면적을 사용하기 위해 개인의 몸무게와 키 및 nomogram이 필요하다(부록 A-2와 A-6 참조). 매일 요구량은 1일당 2에서 4 용량으로 나눈다.

예

1. 처방: cyclophosphamide(Cytoxan) 2mg/kg PO 매일.
   환자 몸무게 143lb
   환자 몸무게는 킬로그램으로 얼마인가? ________
   환자는 얼마나 많은 밀리그램을 투여받는가? ________
   정답: 143lb ÷ 2.2 = 65kg
   2mg × 65 = 130mg의 cyclophosphamide를 매일 투여

연습문제2

체중

1. 처방: valproic acid (Depakene) 8mg/kg/day을 4번 나누어 투여한다. 환자 몸무게는 165lb이다.
   용량당 얼마나 많은 Depakene을 투여해야만 하나? ________
2. 처방: cyclophosphamide (Cytoxan) 4mg/kg/day. 환자 몸무게는 176lb.
   환자는 하루에 얼마나 많은 양을 투여받아야 하는가? ________

연습 문제 정답

1 기본 공식, 비율 및 비례, 분수법 혹은 차원해석법을 이용한 경구용 약제

1. Sinequan의 3 캡슐
2. Zestril의 2 정제
3. a. 600mg
   b. 기본 공식: $\frac{D}{H} \times V = \frac{\overset{6}{\cancel{300mg}}}{\underset{1}{\cancel{50mg}}} \times 5mL = 30mL$ 용량당
   (1일 2회 = 60mL)
   혹은
   비율 및 비례법: H : V :: D : x
   50mg : 5mL :: 300mg : xmL
   $50x = 1500$
   $x = 30$mL 용량 당
   (1일 2회 = 60mL)
   혹은
   분수법: $\frac{H}{V} = \frac{D}{x} = \frac{50mg}{5mL} = \frac{300mg}{x} =$
   (교차곱셈) $50x = 1500$
   $x = 30$mL 용량 당
   (twice a day = 60mL)
   차원해석법:mL= $\frac{5mL \times \overset{6}{\cancel{300mg}}}{\underset{1}{\cancel{50mg}} \times 1} = 30mL$ 용량당
   (1일 2회 = 60mL)
4. 2 정제 2.0
   a. 기본 공식: $\frac{D}{H} \times V = \frac{0.5}{0.25} \times 1 = 0.25\overset{2.0}{\overline{)0.500}} = 2$ 정제
   혹은
   b. 비율 및 비례법: H : V : D : x
   0.25mg: 1 tab : 0.5mg: x tab
   0.25 x = 0.5 = 2 정제
   c. 차원해석법: tab= $\frac{1 \times 0.5\cancel{mg}}{0.25\cancel{mg} \times 1}$ = 2 정제
5. 1 혀밑 정제
   그램을 밀리그램으로 전환. 1/150 gr = 0.4mg
6. a. Urecholine 10mg 병을 선택.
   b. 기본 공식: $\frac{D}{H} \times V = \frac{20\cancel{mg}}{10\cancel{mg}} \times 1 \text{ tab} = \frac{20}{10} = 2$ 정제
   혹은
   차원해석법: tab=1× $\frac{1 \times 20\cancel{mg}}{10\cancel{mg} \times 1}$ = 2 정제
   전환이 필요 없다.
7. 20mL의 Augmentin 현탁액
8. $\frac{D}{H} \times V = \frac{6mg}{4mg} \times 5 = \frac{30}{4} = 7.5$mL of Zofran
9. 5mg 정제를 선택. 2 정제를 투여하기.

1 기본 공식, 비율 및 비례, 분수법 혹은 차원해석법을 이용한 경구용 약제(계속)

10. a. b.i.d.= 1일 2회; 25×2 = 50mg 하루 당

비율 및 비례법: H : V : D : V

12.5mg: 1 tab : 25mg : x

b. $12.5x = 25$

$x = 2$ 정제의 Capoten

차원해석법: $\text{tab}=\frac{1 \times 25\text{mg}}{12.5\text{mg}\times 1} = 2$ 정제의 Capoten

11. a. 25- to 250mg 강도를 선택함

b. 정제의 절반을 투여함

2 캡슐 DA: $\text{캡슐} = \frac{1\ \text{cap}\times \overset{2}{\cancel{20\text{mg}}}}{\underset{1}{\cancel{10\text{mg}}}\times 1} = 2$ 캡슐

12. a. 기본 공식: $\frac{D}{H}\times V=\frac{400\text{mg}}{125\text{mg}}\times 5\text{mL}=\frac{2000}{125}=16\text{mL}$ 125mg Ceftin 병 선택

분수법: $\frac{H}{V}=\frac{D}{x}=\frac{250\text{mg}}{5\text{mL}}=\frac{400\text{mg}}{x}=$

(교차곱셈) $250x = 2000$

$x = 8\text{mL}$, 250mg Ceflin 병 사용

b. Ceftin 병 250mg/5mL를 사용하여 몇 밀리리터가 안 되게 투여. 어느 병이든 사용가능하다.

13. 차원해석법: $\text{캡슐} = \frac{1\ \text{cap}\times \overset{2}{\cancel{20\text{mg}}}}{\underset{1}{\cancel{10\text{mg}}}\times 1} = 2$ 캡슐

14. 2.5mL 용량 당

$\text{mL}=\frac{5\text{mg}\times \overset{5}{\cancel{1000\text{mg}}}\cdot 0.1\ \cancel{g}}{\underset{1}{\cancel{200\text{mL}}}\times 1\cancel{g}\cdot 1}$

$= 2.5\text{mL}$ 용량 당

2 몸무게

1. 75kg; 150mg/dose; 600mg/day
2. 80kg; 320mg/day

코위영양관을 통한 약물투여

경구투여약물을 코위영양관을 통해 투여 가능하지만, 전체 튜브 공급 영양액과 혼합해서는 안 된다. 많은 양의 튜브 공급 영양액과 약물을 섞게 되면 환자에게 특정 시간에 투여해야 하는 약물의 양이 줄어든다. 만약 특별히 지시된 사항이 없다면, 약물(서방형의 캡슐과 psyllium hydrophilic mucilloid[Metamucil]은 안됨)을 1온스(30mL)의 따뜻한 물에 희석하여 튜브를 통해 공급하고, 추가 물을 공급해서 위장에 약물이 잘 도달하게 하고, 튜브에 남게 하면 안 된다. 여러분의 기관의 원칙을 재확인한다.

A-4: 주사제의 용량 계산

목표

- 바이알과 앰플의 차이를 기술한다.
- 주사기와 바늘의 종류 및 사용에 대해 언급한다.
- 피내, 피하 및 근육내주사를 어떻게 하는지를 설명한다.
- 피하와 근육내주사 약물의 용량을 계산한다.
- Insulin 주사기로 사용하는 insulin 용량을 규명한다.
- 하나의 insulin 주사기에 두 가지 insulin을 섞는 법과 하나의 주사기에 두 가지 주사약물을 섞는 법을 설명한다.
- 주사 목적으로, 파우더 형태로 약제를 준비하고 계산하는 절차를 기술한다.

삼킴 능력이 없거나 의식 수준이 저하된 환자, 위액에 의해 약물이 비활성화되는 경우, 약물의 효과 증가를 위해서 구강을 통해 약물을 복용할 수 없을 때, 비경구약물이 피내(ID), 피하(SC), 근육내(IM) 및 정맥내(IV)로 투여된다. 정맥내로 투여가능한 약물은 부록 A-5에서 설명한다. 이 절에서는 바이알과 앰플에 준비된 액체와 파우더 형태의 ID, SC(insulin과 heparin을 포함하여), IM으로 투여가능한 의약품을 다룬다. 또한, 약이 충전된 카트리지(주사기) 내용도 포함되어 있다.

이 부문은 5개 부분으로 나누어져 있다. (1) 의약품 준비, (2) 피내주사, (3) 피하주사, (4) insulin 주사, (5) 근육주사. 정확한 용량을 계산하기 위한 예시와 실전문제도 제공된다.

주사약 약물

처방된 약물을 준비하는 데 있어서 적절한 약물 용기(바이알 또는 앰플)와 정확한 주사바늘과 주사기를 선택하는 것은 필수적이다. 주사경로는 약물처방에 따른다.

바이알과 앰플

바이알(vial)은 일반적으로 자동밀봉식의 고무뚜껑이 있는 작은 유리용기이다. 일부는 다수용량 바이알(주사액병)이고, 제대로 저장된다면 여러 번 사용이 가능하다. **앰플(ampule)**은 부러뜨려 사용하기 위하여 점점 가늘어지는 형태를 가진 유리용기로, 일회만 사용이 가능하다. 액체상태에서 즉시 효능이 떨어지는 약물은 바이알과 앰플에 파우더 형태로 저장된다. 일단 건조된 형태의 약물에 액체(살균된 물, 멸균수 또는 생리식염수를 사용)를 넣어 원상태로 만든다. 원상태가 된 약물은 즉시 사용되거나 냉장보관되어야 한다. 동봉된 약품설명서의 구체적인 저장기한과 다른 설명들을 확인하라. 약물을 조제하는 사람은 폐기 일자와 조제한 사람의 서명을 반드시 라벨에 작성해야 한다. 바이알은 보통 96시간 안에 사용되어야 한다.

바이알과 앰플의 약물 라벨은 다음과 같은 정보를 제공한다. (1) 약물의 일반명과 상품명, (2) 약물의 무게(밀리그램, 그램, 밀리그램당량)와 양(밀리리터)의 용량, (3) 유효기간, (4) 투약 지시. 파우더 형태의 약물은 혼합방법과 약물등가용량에 대한 정보가 주어진다. 그림 A-4-1에 바이알과 앰플을 나타내었다.

주사기

주사기는 몸통, 플런저, 주사기와 주사바늘을 연결하는 팁 부분으로 구성되어 있다(그림 A-4-2). 주사기는 다양한 형태와 크기로 사용가능한데, 3mL와 5mL tuberculin, insulin, 금속주사기와 약이 충전된 카트리지 형태의 플라스틱주사기가 가장 흔하다. 유리주사기는 수술실에서 사용될 수 있고, 특수한 기구상자에 들어 있다. 주사기의 팁과 플런저의 안

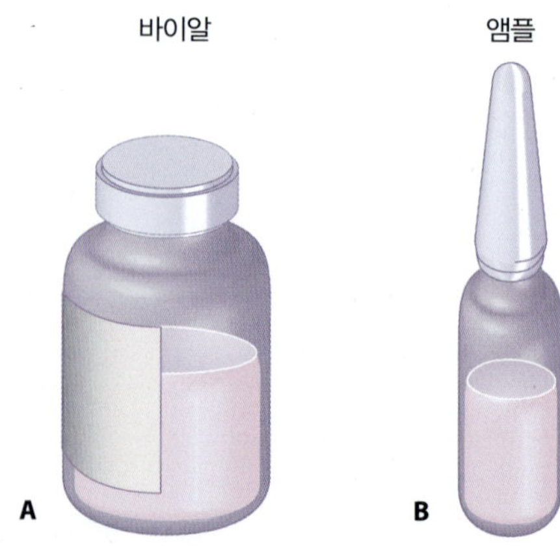

그림 A-4-1 A, 바이알. B, 앰플. (Kee JL, Marshall SM: Clinical calculations, ed. 7, St. Louis, 2013, Elsevier.)

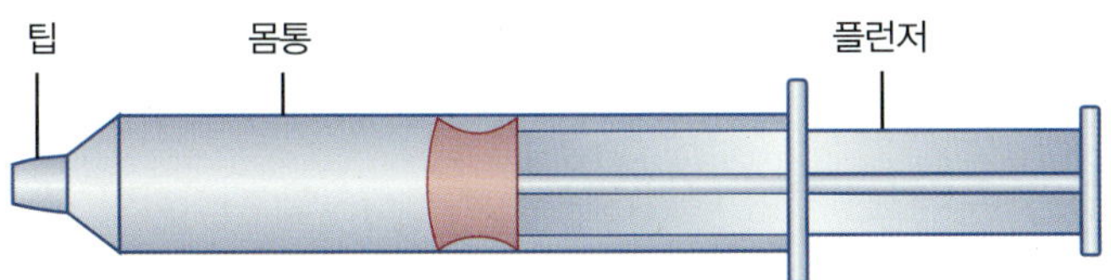

그림 A-4-2 주사기의 부분들. (Kee JL, Marshall SM: Clinical calculations, ed. 7, St. Louis, 2013, Elsevier.)

부분은 반드시 무균상태가 유지되어야 한다.

3mL 주사기는 0.1mL로 최소눈금이 매겨져 있다. 주사기 내의 약물용량은 플런저 끝의 검정색 고무의 위치에 따라 결정된다. **기억하기:** mL와 cc는 서로 교체되어 사용될 수 있다. 하지만 mL를 더 선호하여 사용한다. 안전바늘(safety needle) 기술의 성장으로 Safety Glide shielding hypodermic needle이 사용가능하다. 이 형태의 바늘은 주사바늘 찔림 사고를 줄여준다.

5mL 주사기는 0.2mL를 기준으로 눈금이 매겨져 있다. 5mL 주사기는 약물이 2.5mL 이상 필요할 때 주로 사용된다. 건조된 형태의 약물을 멸균수나 생리식염수를 액체로 복원시킬 때 주로 사용된다. 바늘이 없는 주사기는 주로 간헐적 주입기계를 세척하고 IV 주입기계를 통해 IV 약제를 투약하기 위해 주로 사용된다. 간헐적 주입기계는 부록 A-5에서 확인하라. 그림 A-4-4는 5mL 주사기와 3mL의 바늘 없는 주사기를 보여 준다.

Tuberculin 주사기(tuberculin syringe)는 1mL의 가느다란 주사기로, 0.1mL와 0.01mL가 표시되어 있다(그림 A-4-3). 이 주사기는 1mL 이하로 투여가 필요한 약물을 투약할 때 사용되고, 소아나 neparin 투약 시 사용된다. Tuberculin 주사기는 0.5mL 용량의 주사기도 있다. 그림 A-4-6의 그림이 0.5mL와 1mL의 tuberculin 주사기이다.

Insulin 주사기(insulin syringe)는 1mL의 용량을 가지고 있다. 하지만, insulin은 unit을 단위로 측정해야 하고, 밀리리터 단위는 절대 사용하지 말아야 한다. Insulin 주사기는 2unit씩 표기되어 있고, 100unit이 1mL이다(그림 A-4-7). ***Insulin* 주사기는 반드시 *insulin*을 투약할 때 사용되어야 한다.** Insulin 주사기는 낮은 용량의 것도 사용가능하다. 1mL insulin 주사기는 바늘이 영구적으로 붙어 있는 형태 또는 바

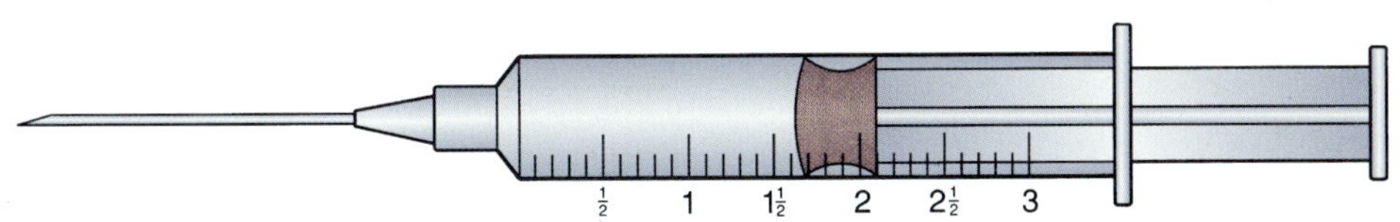

그림 A-4-3 3mL 주사기. (Kee JL, Marshall SM: Clinical calculations, ed. 7, St. Louis, 2013, Elsevier.)

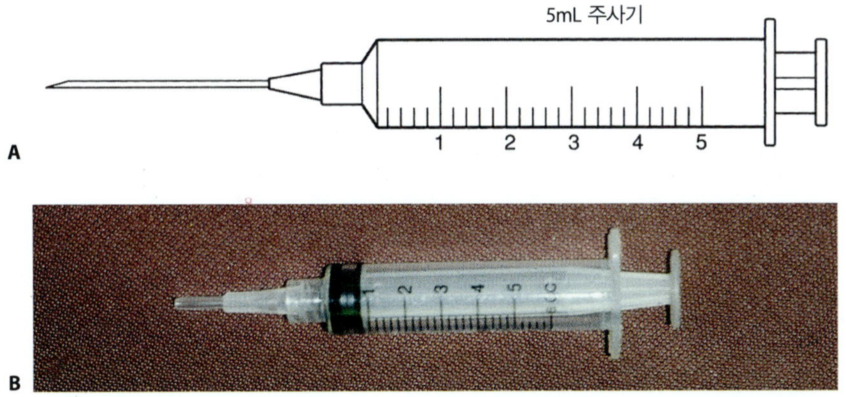

그림 A-4-4 5mL 주사기: A, 5mL 주사기(0.2mL 표시). B, 바늘이 없는 5mL BD 주사기로, 고무마개가 있는 바이알을 관통할 수 있다.

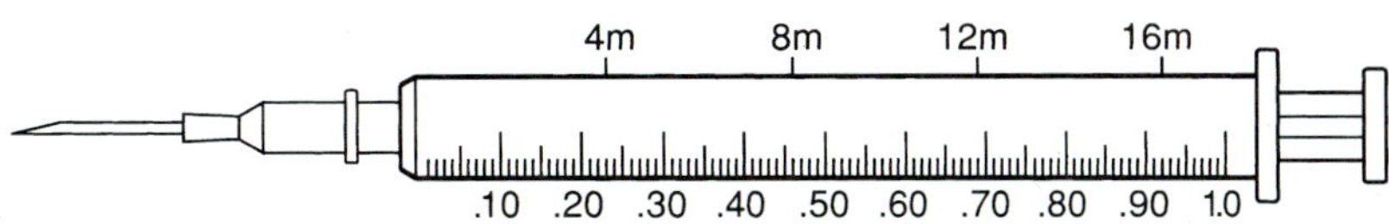

그림 A-4-5 Tuberculin 주사기. (Kee JL, Marshall SM: Clinical calculations, ed. 7, St. Louis, 2013, Elsevier)

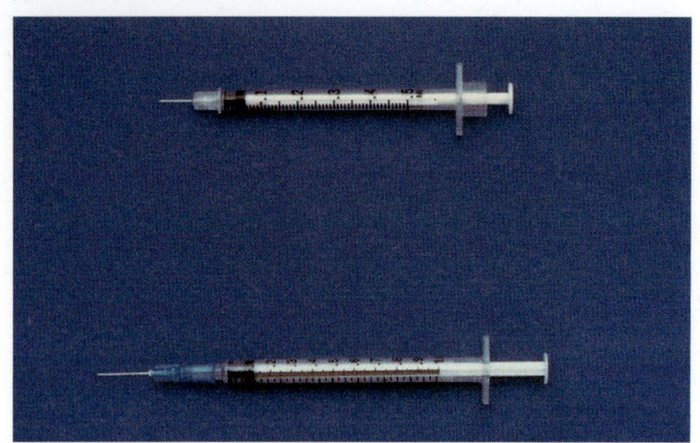

그림 A-4-6 두 종류의 tuberculin 주사기. (Courtesy Becton–Dickinson Division, Franklin Lakes, New Jersey.)

늘을 떼어낼 수 있는 형태로 구입할 수 있다.

약이 미리 채워진 카트리지와 주사기

주사할 수 있는 많은 약물들이 카트리지에 미리 채워져 있고 일회용으로 사용이 가능하도록 포장되어 있다. 일회용 카트리지는 Tubex injector에 위치해 있거나 재사용이 가능한 금속 또는 플라스틱 용기에 있다. 보통 약이 미리 채워진 카트리지는 약물의 용량 초과량의 0.1–0.2mL가 포함되어 있다. 투약하기 위해서는 주사 전에 필요한 용량의 초과량은 배출시켜야 한다. 그림 A-4-9 A는 Carpuject 주사기를 보여 준다. 그림 A-4-9 B는 Tubex 주사기이다. 약이 미리 채워진 주사기는 약이 미리 채워진 카트리지를 대신하여 사용될 수 있다.

주사바늘

주사바늘의 크기는 두 가지 구성요소[**게이지(gauge**, 내강의 지름)와 길이]를 가지고 있다. 게이지의 숫자가 클수록 **내강(lumen)**의 지름은 작아지고, 게이지가 작을수록 내강의 지름은 커진다. 가장 일반적으로 사용하는 주사바늘의 게이지는 18에서 26이다. 주사바늘의 길이는 ⅜–2인치까지 다양하다. 표 A-4-1은 피하주사와 근육주사 시에 사용되는 주사바늘의 게이지와 길이를 나타낸 것이다.

근육주사 시 주사바늘의 길이를 선택할 때, 환자의 신체

표 A-4-1 주사바늘의 크기와 길이

주사유형	바늘 게이지	바늘길이(인치)
피내	25,26	⅜, ½, ⅝
피하	23,25,26	⅜, ½, ⅝
근육내	19,20,21,22	1, 1½, 2

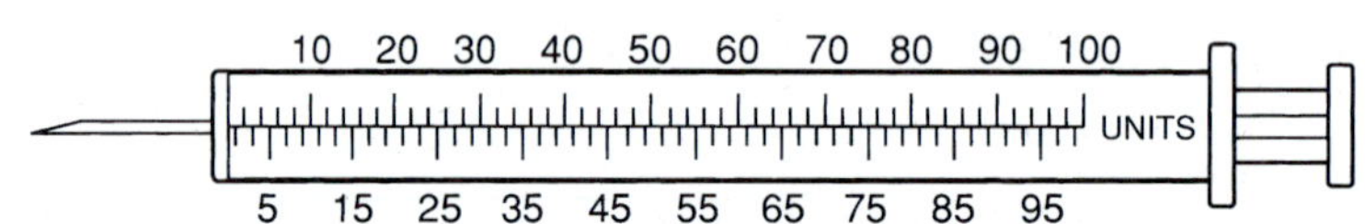

그림 A-4-7 Insulin 주사기. (Kee JL, Marshall SM: Clinical calculations, ed. 7, St. Louis, 2013, Elsevier.)

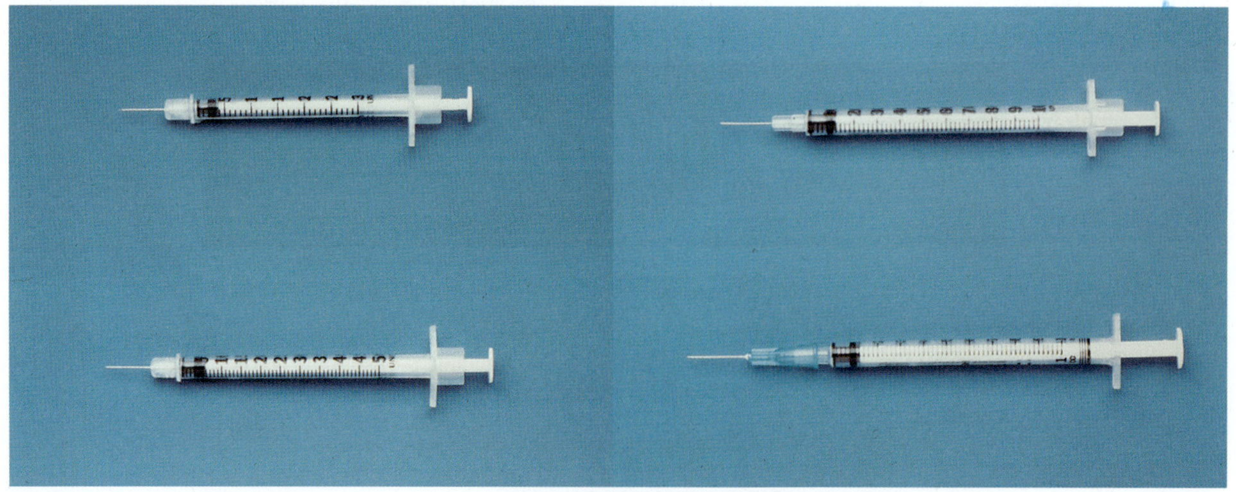

그림 A-4-8 여러 가지 insulin 주사기. (Courtesy Becton–Dickinson Division, Franklin Lakes, New Jersey.)

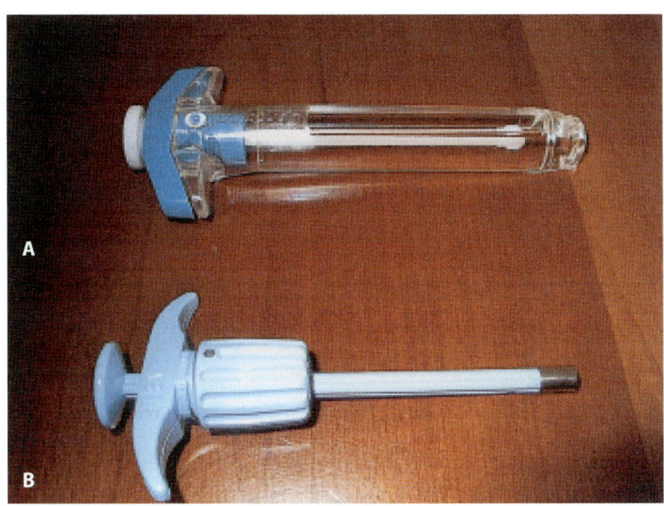

그림 A-4-9 **A.** Carpuject 주사기. **B.** Tubex 주사기

크기와 지방조직의 양을 반드시 고려해야 한다. 아주 적은 양의 지방조직을 가진 환자는 1인치의 주사바늘이 필요할 것이다. 더 많은 지방조직이 있는 환자의 경우에는 근육주사를 위한 주사바늘의 길이가 1.5–2인치일 것이다.

많은 insulin 주사기와 미리 약이 채워진 카트리지는 주사바늘이 부착되어 있다. 다른 주사기의 경우, 주사바늘은 필요한 크기에 따라 교환할 수 있다. 주사바늘의 게이지와 길이는 주사기의 포장용기나 주사기의 포장 위에 표기되어 있다. 예를 들면, 20g/1½과 같은 방식으로 표기한다.

연습문제1

주사기와 주사바늘

충분히 생각하고 각 질문에 답하시오. 절의 끝부분에 정답이 주어졌다.

1. 파우더 약물과 같이 바이알에 정균제 액체 4mL를 넣고 섞는다면 어떤 크기의 주사기를 사용해야 하는가?
2. 0.4mL 약물 용액을 subQ에 주입한다면 어느 크기의 주사기를 사용해야 하는가?
3. Meperidine(Demerol)은 미리 약이 채워진 카트리지로 사용가능하다. 약 용액의 절반이 사용된다. 향후 사용을 위해 카트리지에 남은 용액을 보존해야 하는가?
4. 21게이지 바늘과 26게이지 바늘 중 어느 바늘이 큰 내경을 가지는가?
5. 21게이지 바늘 혹은 25게이지 바늘 중 어느 바늘이 ⅝인치 길이를 가지는가?
6. 20게이지 바늘, 1½인치 길이의 20게이지 바늘, ⅝인치 길이의 25게이지 바늘 중 어느 바늘이 IM 주사에 사용되는가?

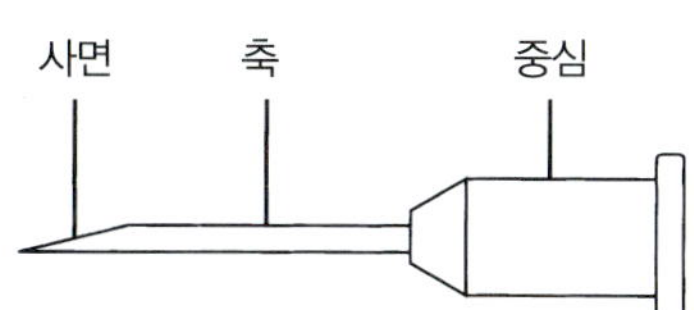

그림 A-4-10 주사기 바늘 부분의 명칭

그림 A-4-10은 주사기의 바늘 부분을 그림으로 나타낸 것이다.

주사각도

주사 시 바늘은 각각 다른 각도로 피부를 들어간다. 피내주사는 10–15도의 각도로 주사한다. 피하주사는 45–90도의 각도로, 근육주사는 90도 각도로 주사한다.

주사약물의 라벨 이해하기

주사를 위한 약물은 액체나 파우더 형태로 바이알과 앰플에 저장되어 있다. 만약 액체형태의 약품이라면 필요한 용량이 밀리리터(mL) 형태로 약물 라벨에 프린트된다. 하지만 파우더 형태의 약물은 반드시 용액에 의해 원래 형태로 복원되어야 한다. 보통 복원을 위한 용액이 라벨과 투약 지시에 적혀져 있다. 만약 이러한 내용이 없다면 약사에게 자문을 의뢰하거나 약품설명서를 확인하라.

예

Nafillin sodium은 일반명으로 상품명이 없다. 이 약물은 근육 또는 정맥으로 주사한다. 약품 라벨의 지시사항을 읽는다. "희석액 6.6mL로 약물을 복원할 때, 각 바이알은 8mL의 용액이 포함된다."

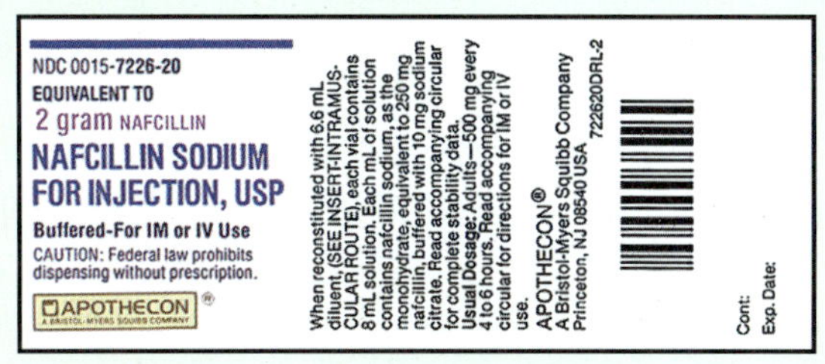

피내주사

피내주사(intradermal injection)는 주로 알레르기의 원인을 진단하거나 미생물(주로 결핵균)의 존재 여부를 확인하기 위한 피부검사를 위해 사용된다. 피내주사를 위한 주사기는 25게이지의 주사바늘을 가진 tuberculin 주사기를 선택한다. 전완의 안쪽 부분이 진단을 위한 검사를 위해 흔히 사용되는데, 이 부분이 체모가 거의 없고 검사결과가 잘 보이기 때문이다. 상부 등 또한 검사 부위로 선택될 수 있다. 주사를 10–15도의 각도로 주사바늘의 사면(bevel) 부위를 위로 하여 삽입한다. 흡인은 하지 않는다. 검사결과는 피내주사 후 48–72시간 후에 확인한다. 붉어진 정도와 부풀어 오른 정도를 확인하여 양성 반응 여부를 검사한다.

피하주사

피하주사(subcutaneous injection, subQ)된 약물은 지방조직에 혈관이 적기 때문에 약물이 천천히 흡수된다. 피하주사되는 약물 용액의 양은 일반적으로 0.5–1mL로 45도, 60도, 90도의 각도로 주사한다. 지방조직을 자극하는 약물은 근육으로 주도록 한다.

피하주사를 위한 주사기는 0.1mL와 0.01mL로 눈금표시된 tuberculin 주사기와 0.1mL로 눈금표시된 3mL 주사기의 두 종류가 있다. 주사바늘의 게이지는 보통 25–26이고, 바늘의 길이는 ⅜–⅝인치이다. Insulin은 피하로 주사해야 하며, 이 부분은 뒷부분에서 설명한다.

피하주사 계산

피하주사를 위한 용량을 계산하기 위해 기본 공식, 비율 및 비례법, 분수법 혹은 차원해석법을 사용할 수 있다(부록 A–2 참조). Heparin은 피하로 주사되는 약물이다. 이는 지방조직의 양에 따라 60–90도의 각도로 주사될 수 있다. 피부를 집어 올리고 heparin 용액을 피하조직 안으로 주사한다. 흡인하지 않아야 하고, 작은 혈관의 손상과 출혈을 일으킬 수 있으므로 주사부위를 문지르지 않는다.

Unit은 "U"로 축약해서 표기하지 않고 전체 용어를 모두 작성해야 하는데, U를 적을 때, 이를 "O"로 혼동할 수 있고 그래서 환자에게 더 많은 용량의 약물을 투여할 수 있기 때문이다.

예

처방: heparin 2500units subQ

사용가능 약: heparin 10,000units/mL, 여러 번 사용 용량 바이알(10mL)

기본 공식:

$$\frac{D}{H} \times V = \frac{25\cancel{00}\text{units}}{10{,}0\cancel{00}\text{units}} \times 1\text{mL} = \frac{25}{100} = 0.25\text{mL}$$

비율 및 비례법:

$$H : V :: D : x$$

$$10{,}000\text{units} : 1\text{mL} :: 2500\text{units} : x\text{mL}$$

$$10{,}000x = 2500$$

$$x = \frac{25}{100} = 0.25\text{mL}$$

분수법:

$$\frac{H}{V} = \frac{D}{x} = \frac{10{,}000\text{units}}{1\text{mL}} = \frac{2500\text{units}}{x\text{mL}}$$

$$10{,}000x = 2500$$

(교차곱셈) $x = 0.25\text{mL}$

정답: heparin 2500units = 0.25mL

차원해석법:

$$\text{mL} = \frac{1\text{mL} \times \overset{1}{\cancel{2500\text{units}}}}{\underset{4}{\cancel{10{,}000\text{units}}} \times 1} = \frac{1}{4} \text{ 혹은 } 0.25\text{mL}$$

연습문제2

피하주사

부록 A–2에서 약물의 용량을 계산하기 위해 선택된 공식을 사용하라. 구강, 피하, 근육, insulin, 정맥주사 용량을 계산할 때 같은 공식을 사용해야 한다.

Insulin 주사

Insulin은 소와 돼지의 췌장에서 추출되어 1925년 이후에 사용이 가능해졌다. 1980년대에는 미국에서 사람 insulin이 인공적으로 합성되었고, 소와 돼지의 insulin을 대체하기 시작하였다. 소의 insulin은 일부 환자들에게 알레르기 반응을 보였고, 1998년 이후로는 사용이 금지되었다. 돼지 insulin은 생물학적으로 사람 insulin의 성질과 비슷하여 더 자주 처방

예

1. 처방: Heparin 7500units 피하주사

   사용가능한 약:

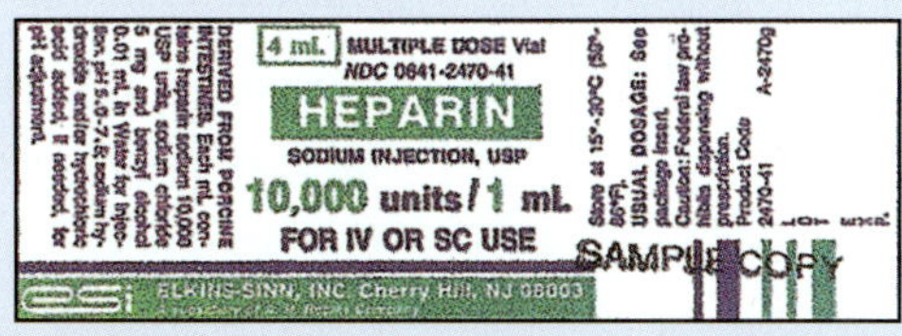

   몇 밀리리터로 환자에게 주사해야 하는가?

2. 처방: Lovenox(enoxaparin) 20mg, 피하주사, q12h. Lovenox는 저분자 헤파린(LMWH)이다.

   사용가능한 약:

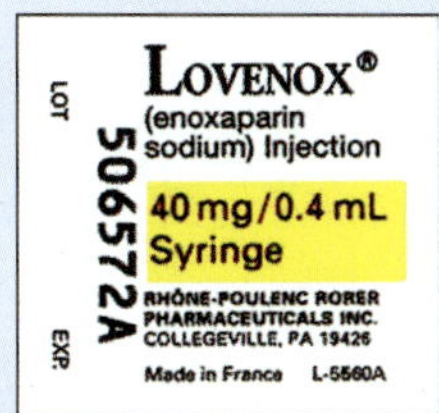

   몇 밀리리터로 환자에게 주사해야 하는가?

3. 처방: atropine sulfate 0.5mg 피하주사

   사용가능한 약:

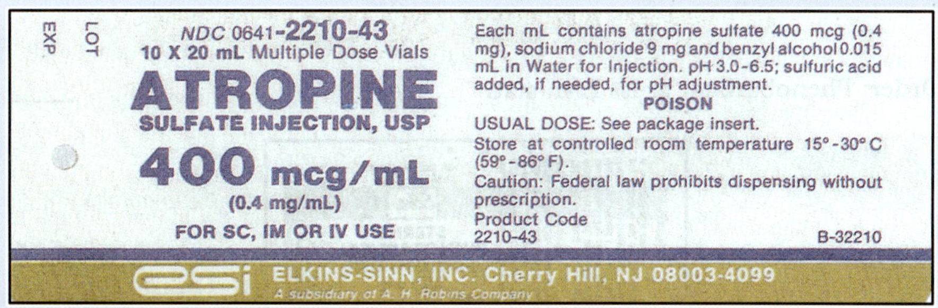

   몇 밀리리터로 환자에게 주사해야 하는가?

4. 처방: epinephrine(Adrenalin) 0.2mg 피하주사, STAT

   사용가능한 약: epinephrine(Adrenalin) 1mg/mL(1:1000), 앰플에 어떤 종류의 주사기를 사용하는가? ________

   몇 밀리리터로 환자에게 주사해야 하는가? ________

되었다. 2005년 12월 이후로, 미국에서 돼지 insulin은 사용할 수 없게 되었다. 어떤 환자들은 이것을 수입하여 사용하고 있기도 한다. 최근에는 insulin 유사체가 개발되어서 이를 사용하고 있다.

Insulin은 United States Pharmacopeia(USP) 단체에서 처방하고 평가한다. 대부분의 insulin은 100units/mL의 농도로 생산된다. Insulin은 반드시 100unit에 일치하게 눈금이 그려진 insulin 주사기로 주사해야 한다. Insulin 통과 주사기는 실수를 피하기 위해서 색이 지정되어 있다. 100units/mL insulin 통과 주사기는 오렌지색이다. Tuberculin 주사기를 이용하여 insulin을 투약하는 것은 반드시 피해야 한다.

약물을 투약하는 것은 매우 세심한 주의가 필요하고 insulin도 예외는 아니다. Insulin은 units 단위로 처방된다. 예를 들어, insulin 30units가 처방되었다면 100unit으로 눈금이 그려진 insulin 주사기를 이용하여 100units의 insulin을 통에서 30units을 빼내야 한다(그림 A-4-11).

Insulin은 45도, 60도, 90도의 각도로 피하지방에 주사한다. 피하지방에는 근육에 비해서 혈관이 거의 없기 때문에 insulin의 흡수속도가 더 느리다. 투약 시 주사각도는 환자의 피하지방의 양에 따라 다르다. 비만한 사람의 경우 90도로 주사해야 할지도 모른다. 매우 마른 사람은 45–60도의 각도가 필요할 것이다.

Insulin의 종류

Insulin은 인체 내에서 작용하는 시간을 연장하기 위해 사용되는 protamine에 따라 투명하거나 불투명하다. 투명한 속효성 insulin은 정맥주사뿐만 아니라 피하로 주사할 수 있다. Insulin의 원천은 사람에게서 가지고 오는 것으로, Humulin이라 부른다.

Insulin은 속효성, 초속효성, 중간형, 장시간형 및 혼합형이 있다(그림 A-4-12). 초속효성 insulin인 Humalog(lispro insulin)은 1996년에 사용이 승인되었다. Lispro와 Aspart, Apidra는 속효성 insulin에 비해 빠르게 작용한다. 이 약물들은 식사 5–15분 전에 주사해야 하지만, 반면에 속효성 insulin은 식사 30분 전에 주사해야 한다. 초속효성 insulin은 주사한 지 5–15분 만에 효과가 나타나기 시작하여 3–5시간 지속된다. Humalog(lispro insulin)는 Humulin R에서 두 개의 아미노산을 반대로 하여 형성된다. Novolog(aspart insulin)는 인간의 insulin과 유사한 형태로 인간 insulin의 한 개의 아미노산이 제외된 구조를 가진다. Apidra(glulisin insulin)도 aspart insulin과 마찬가지로 자연적인 인간 insulin과 유사하게 합성된 것이다. **초속효성(Humalog, Aspart, Apidra), 속효성 insulin(Humulin R) 모두 정맥내와 피하로 주사할 수 있다. 중간형과 장시간형 insulin은 오로지 피하로만 주사할 수 있다.**

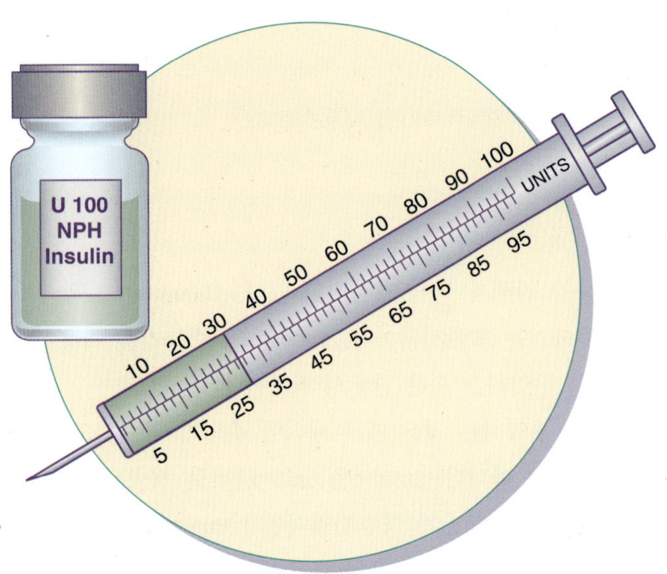

그림 A-4-11 U 100 insulin 병과 U 100이 계산된 주사기. (From Kee JL, Marshall SM: Clinical calculations, ed. 7, St. Louis, 2013, Elsevier.)

속효성 insulin은 초속효성 insulin에 비해 약효가 시작되는 데 더 시간이 필요하다. 속효성은 식사하기 15–30분 전에 주사해야 하고, 약물효과는 6–8시간 지속된다. 속효성은 주로 식전에 투약하지만, 때때로 식사 중이나 식후에 투약하기도 한다. Humulin R과 Novolin R은 속효성 인간 insulin의 상품명이다.

중간형 insulin인 NPH, Humulin N, Novolin N은 식사 30분 전에 주사하고 1–2시간 뒤에 약효가 발생된다. 인체내에 약물이 작용하는 시간은 12–18시간이다. 이 형태의 insulin은 인체내의 작용을 연장시키는 protamine이 포함되어 있다. 속효성 insulin에 protamine을 더하기 때문에 약물이 불투명하다. 중간형 insulin은 피하로만 주사할 수 있다. Humulin N은 Humulin R 또는 초속효성 insulin과 같은 주사기에 섞을 수 있다.

장시간형 insulin은 인간 insulin과 유사한 Levemir(insulin determir)와 Lantus(insulin glargine)가 있다. Lantus는 제1, 2형 당뇨병 환자에게 최초로 사용된 장시간형 재조합 DNA(recombinant DNA, rDNA) 인간 insulin이다. Lantus와 Levemir는 무색의 투명한 insulin으로 정맥주사가 아닌 피하로만 주사해야 한다. **Lantus와 Levemir는 다른 insulin과 섞어서 사용할 수 없거나 정맥주사로 투여할 수 없다.** 장시간 insulin은 1–2시간 안에 약효가 발휘되고, 18–24시간 동안 유지된다. Levemir 바이알은 길고 윗부분이 초록색이다. Lantus 바이알는 다른 형태의 insulin에 비해 더 길고 좁은 모양이고 윗부분이 보라색이며, 보라색 라벨을 가지고 있다. Levemir는 보통 저녁이나 자기 전에 투약하고 피하를 통해 하루 1–2회 투약이 가능하다. Lantus는 보통 자기 전에 투약하고 야간 저혈당의 발생이 흔하지 않다. 어떤 환자들은 Humulin N이나 NPH보다 장시간형 insulin의 주사부위에 더 통증이 있음을 호소한다.

상업적으로 미리 혼합 생산된 insulin은 속효성과 중간형 insulin이 필요한 당뇨병 환자들에게 인기가 있다. 이것에는 두 가지의 예가 있다. 초속효성과 중간형 insulin은 Novolog mix 70/30, Humalog mix 75/25이다. 속효성과 중간형 in-

A. 초속효성 insulin

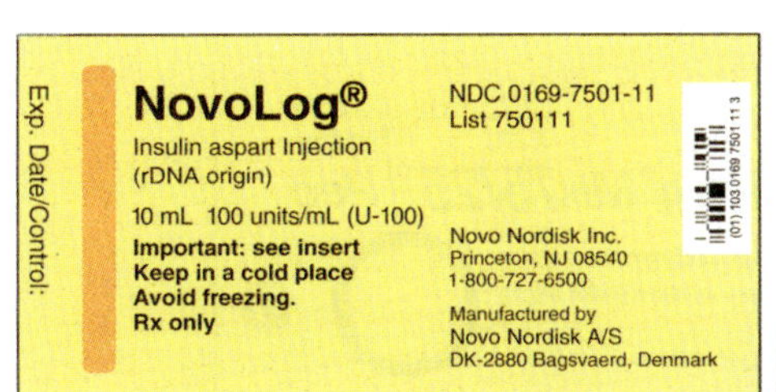

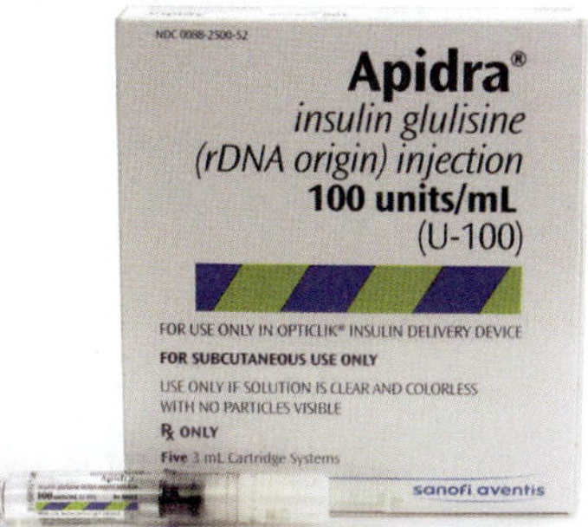

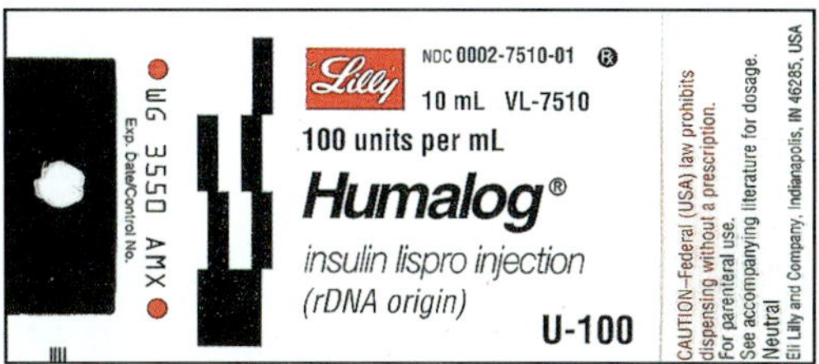

B. 속효성 insulin

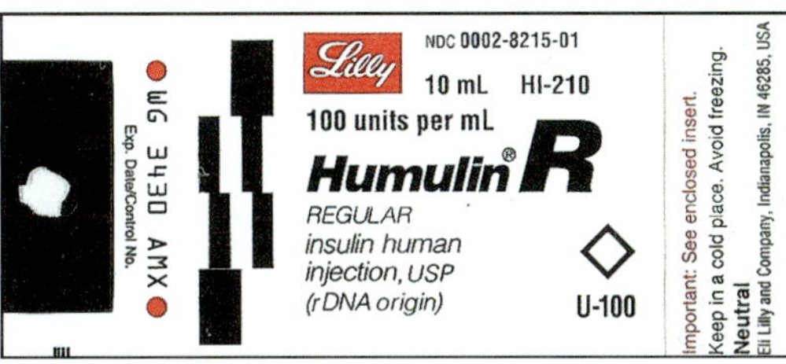

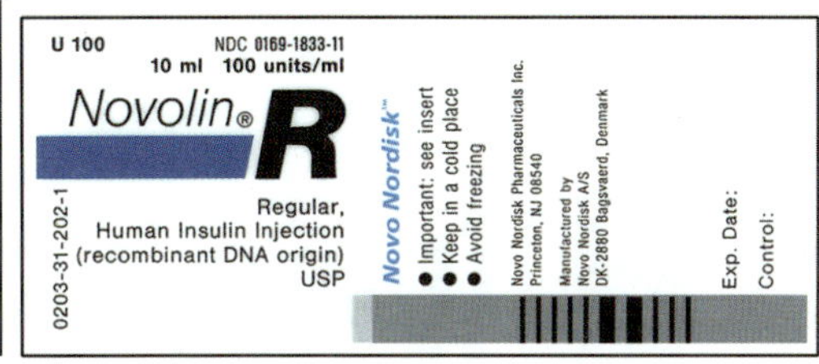

C. 중간형 insulin

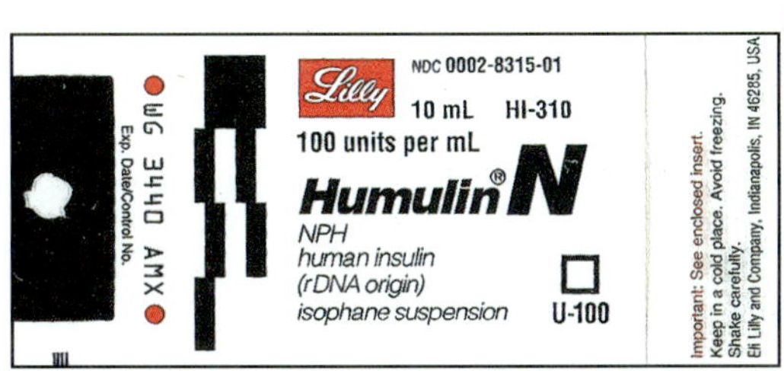

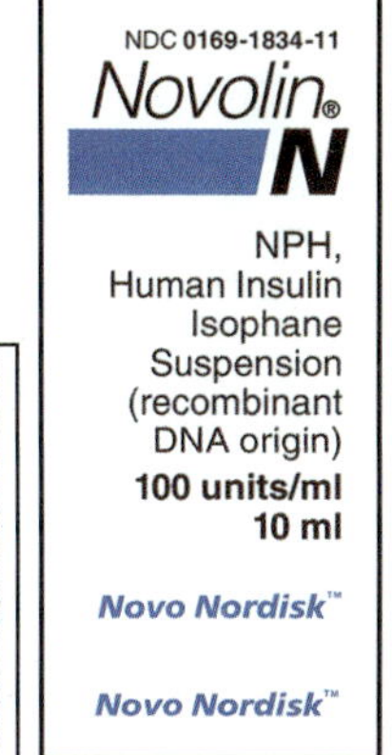

D. 장시간형 insulin

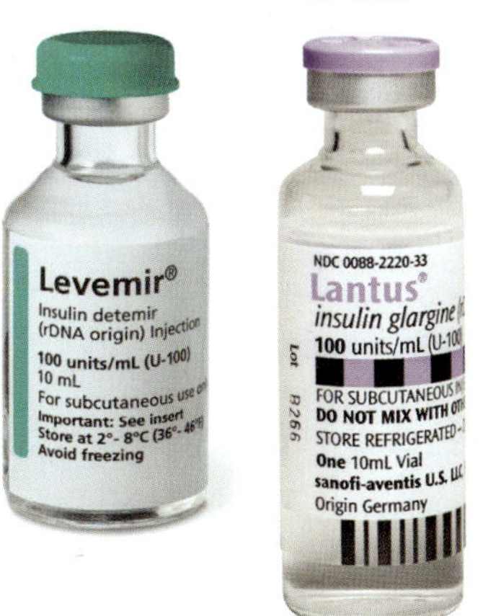

그림 A-4-12 Insulin의 종류. **A.** 초속효성 insulin. **B.** 속효성 insulin. **C.** 중간형 insulin **D.** 장시간형 insulin.

E. 혼합형 insulin

E1. 초속효성–중간형 insulin

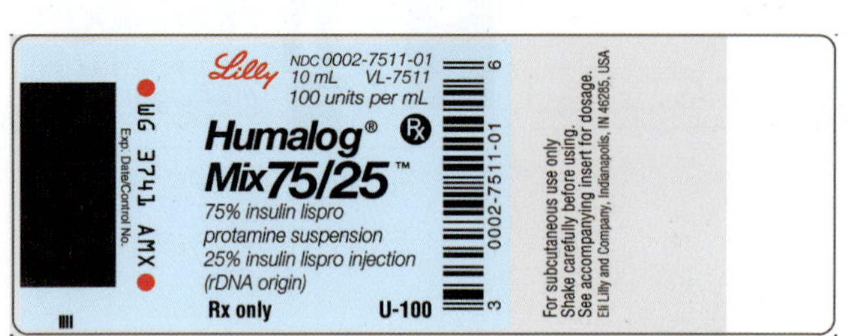

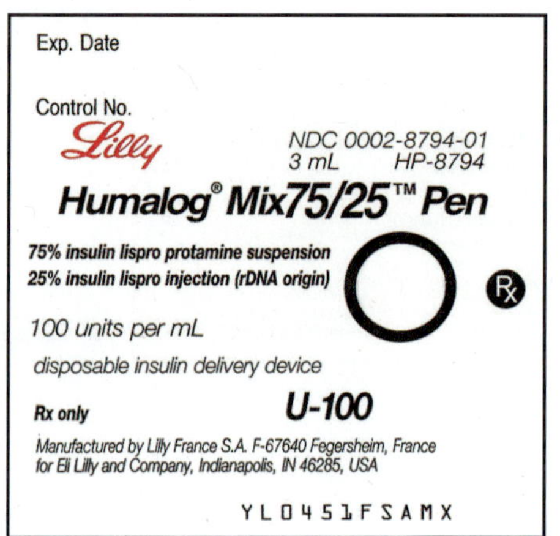

E2. 속효성–중간형 insulin

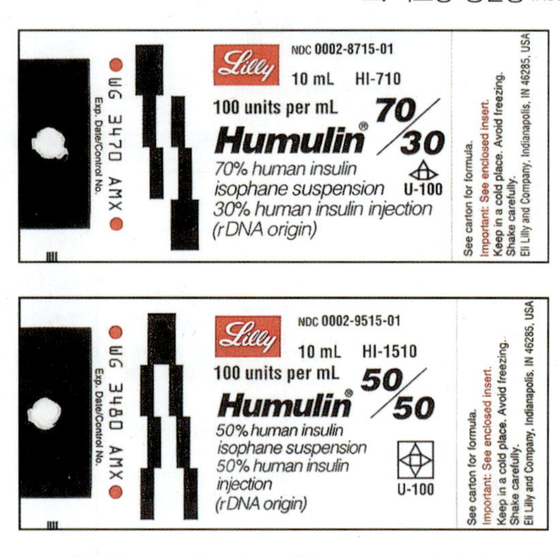

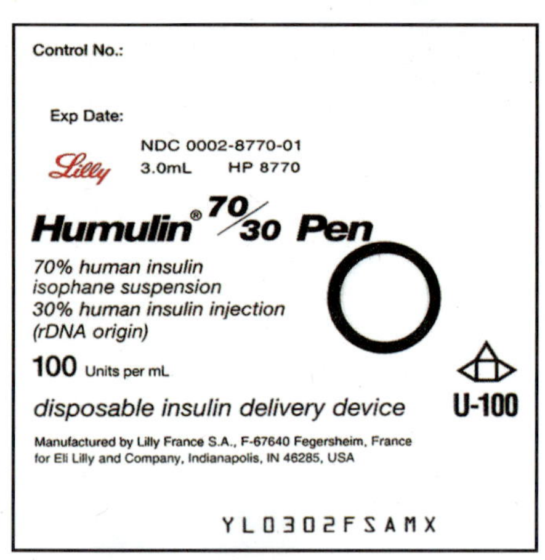

그림 A-4-12(계속) Insulin의 종류. **E.** 혼합형. **E1.** 초속효성–중간형 insulin, **E2.** 속효성–중간형 insulin (Kee JL, Marshall SM: Clinical calculations, ed. 7, St. Louis, 2013, Elsevier) 계속

sulin은 Humulin 70/30, Novolin 70/30, Humulin 50/50이다(그림 A-4-12 참조). 이 종류의 insulin은 바이알과 펜(잉크 펜과 닮은) 형태로 모두 사용할 수 있다(그림 A-4-12와 A-4-13 참조). Humulin R이 30unit보다 적고 Humulin N이 더 많이 필요한 환자의 경우에는 혼합된 insulin을 사용할 수 없다. 이런 환자들은 처방된 용량에 따라 insulin을 혼합해야 한다.

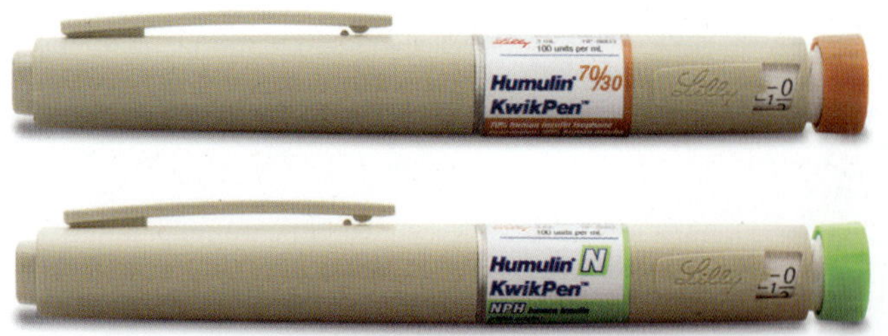

그림 A-4-13 Insulin 펜. (Eli Lilly and Company, Indianapolis, Indiana. 참조)

혼합형 insulin

속효성 insulin은 protamine이 포함된 NPH, Humulin N과 빈번히 섞는다. 다음은 insulin을 혼합하는 방법의 예시이다. 기억해야 할 것은 Lantus와 Levemir insulin은 속효성 insulin과 혼합할 수 없다는 점이다.

예

처방: regular insulin 10units과 Numulin N insulin 35units, 피하주사, 매일 오전 7시.

이용할 수 있는 것: regular insulin 100units/mL, Humulin N 100units/mL, insulin 주사기 100units/mL

방법

1. Insulin 약병의 고무 윗부분을 닦는다.
2. 주사기에 35units의 공기를 채워 Humulin N insulin 약병에 넣는다. 이때 주사바늘이 Humulin N 약물 용액에 닿지 않도록 한다. 주사바늘을 빼낸다.
3. 주사기에 10units의 공기를 채워 regular insulin 약병에 넣는다.
4. 먼저, 10units의 regular insulin을 빼낸다. 항상 regular insulin을 먼저 준비한다.
5. Humulin N 약병에 주사바늘을 넣고 Humulin N을 35unit 빼낸다. 총 45units을 만든다.
6. 혼합한 뒤 즉시 투약한다. 예상하지 않은 물리적 변화가 일어날 수 있으므로 혼합된 insulin을 투약하지 않고 그대로 두는 것은 허용되지 않는다.

Insulin 펌프는 제46장에서 다룬다.

연습문제3

Insulins

각 insulin의 종류에 따라 취하는 insulin의 양에 따라 insulin 주사기에 표시되어 있다.

1. 처방: NPH insulin 45units 피하주사
   사용가능한 양: NPH insulin 100units/mL 그리고 insulin 주사기 100units/mL

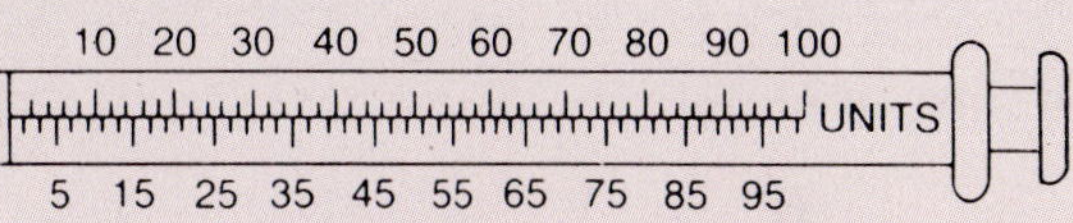

2. 처방: 속효성 insulin 15units 및 Humulin N insulin 25units 피하주사
   사용가능한 양: 속효성 insulin 100units/mL, Humulin N insulin 100units/mL, insulin 주사기 100units/mL

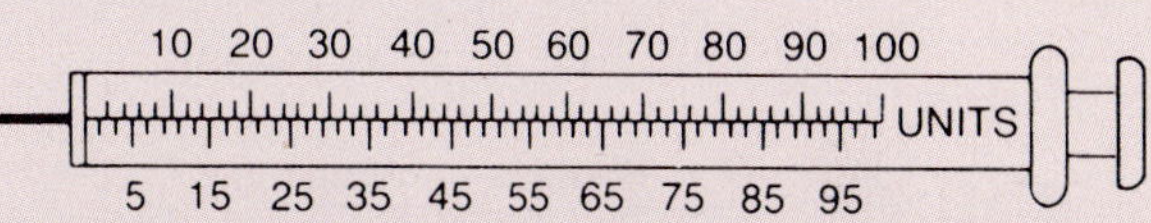

3. 처방: 속효성 insulin 6units 및 Humulin N insulin 40units
   사용가능한 양: 속효성 insulin 100units/mL, Humulin N insulin 100units/mL, insulin 주사기 100units/mL

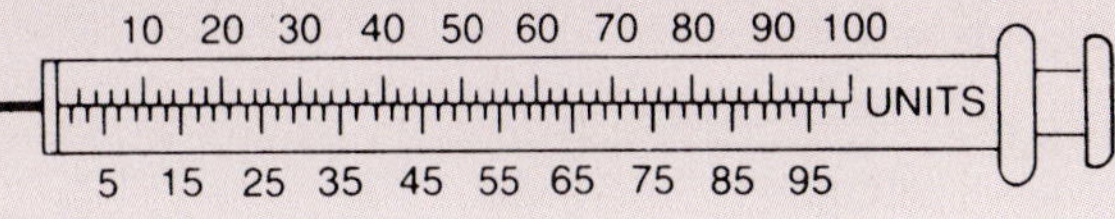

근육내주사

근육은 피하지방에 비해 더 많은 혈관이 있어서 약물을 근육주사하면 피하주사보다 더 빨리 약물이 흡수된다. 근육주사를 위한 약물용량은 0.5–3mL로 보통 1–2mL가 된다. 약물 용액의 양이 3mL 이상이 되면 근육이동과 조직손상을 야기할 수 있다. 경우에 따라 황산마그네슘과 같은 약물을 5mL 투약할 때에는 둔부의 배변부위와 같은 큰 근육에 주사한다. 3mL 이상의 용량은 보통 나누어서 각기 다른 두 부위에 주사한다.

근육주사를 위한 주사바늘의 게이지는 농도가 짙은 용액에서는 19–20게이지, 묽은 용액에는 20–21게이지를 사용한다. 근육주사는 90도 각도로 투약한다. 주사바늘의 길이는 지방과 근육조직의 양에 따라 다른데, 평균적인 주사바늘의 길이는 1½인치이다.

세 가지의 부주제로 나누어 근육주사에 대해 알아보자.

(1) 주사를 위한 약물 용액
(2) 파우더 형태 약물의 재구성
(3) 주사약물의 혼합

각 부주제에 따라 예시와 실전 문제가 주어진다.

주사를 위한 약물 용액

상업적으로 미리 혼합된 약물 용액은 바이알과 앰플에 즉시 사용할 수 있게 저장되어 있다. 각 용기에 약물 라벨은 약물의 무게와 동등한 양의 밀리리터 용량 정보를 준다.

파우더 형태 약물의 재구성

어떤 약물은 액체형태에서 약물의 성질을 잃는다. 그래서 제조사들은 이런 약물들을 파우더 형태로 포장하고 그것들은 멸균수나 생리식염수 같은 **희석액(diluent)**을 이용하여 투여 전에 원래 상태로 재구성시킨다. 약물의 라벨 또는 포함된 설명서(동봉된 팜플렛)에 사용하기 위한 희석액의 종류와

용량의 정보를 준다. 만약 희석액의 종류와 양에 대한 내용이 라벨이나 설명서에 없다면 약사에게 문의한다.

예

처방: gentamicin 50mg 근육주사

사용가능한 양: gentamicin 80mg/2mL 바이알

a. 기본 공식 : $\frac{D}{H} \times V = \frac{50mg}{80mg} \times 2mL = \frac{100}{80} = 1.25mL$

b. 비율 및 비례법

$$H : V :: D : x$$

$$80mg : 2mL :: 50mg : xmL$$

$$80x = 100$$

$$x = \frac{100}{80} = 1.25mL$$

c. 분수법: $\frac{H}{V} = \frac{D}{x} \quad \frac{80mg}{2mL} = \frac{50mg}{xmL}$

$$80x = 100$$

(교차곱셈) $x = 1.25mL$

d. 차원해석법

$$mL = \frac{2mL \times 50mg}{80mg \times 1} = \frac{100}{80} = 1.25mL$$

보통 제조사는 희석액의 양을 파우더의 1–2mL/dose로 산출하여 결정한다. 파우더 형태 약물은 공간을 차지하고 있어서 희석된 약물의 양이 증가된다. 파우더 형태의 약물이 한 번 복원되면, 사용하지 않은 약물 용액은 라벨에 반드시 날짜를 적고 서명을 해야 한다. 바이알에 사용하지 않고 남은 용액은 냉장보관하며, 제조사의 권고사항에 따라 48시간에서 1주일까지 사용가능하다. 사용하지 않고 남은 앰플은 폐기해야 한다.

주사약물의 혼합

같은 주사기에 약물을 혼합하는 것은 침전을 형성하지 않아야만 한다. 약물의 적합성을 판단하기 위해서, 약물 참고문과 약사에게 확인을 하라. 안정성에 우려가 있다면 약을 혼합하지 않아야 한다.

약물을 혼합하는 방법은 세 가지가 있다. (1) 두 개의 바이알에서 같은 주사기로 두 개의 약물을 혼합하는 것, (2) 한 개의 바이알과 한 개의 앰플에서 두 개의 약물을 혼합하는 것, (3) 바이알로부터 약이 미리 채워진 카트리지에 두 개의 약물을 혼합하는 것.

방법 1: 두 개의 바이알에서 같은 주사기로 두 개의 약물을 혼합하는 것

1. 첫 번째 바이알에서 필요한 약물의 용량만큼 공기를 주사기에 넣고, 첫 번째 바이알에 공기를 주사한다. 이때 약물 용액에 주사바늘이 닿지 않도록 한다. 바늘을 빼낸다.
2. 두 번째 바이알에서 필요한 약물의 용량만큼 공기를 주사기에 넣고, 두 번째 바이알에 공기를 주사한다. 두 번째 바이알에서 필요한 약물용량을 빼내어 주사기에 잰다.
3. 첫 번째 바이알의 전체 용량을 사용하지 않는 한 주사바늘을 변경한다.
4. 첫 번째 바이알을 거꾸로 뒤집어서 필요한 용량을 주사기에 잰다.

예

처방: cefotetan disodium 0.5g 근육주사, q12h

사용가능한 양(주의: 약품지시서에 3mL의 약물을 산출하기 위해 2.6mL 희석액을 더하라고 기술되어 있다):

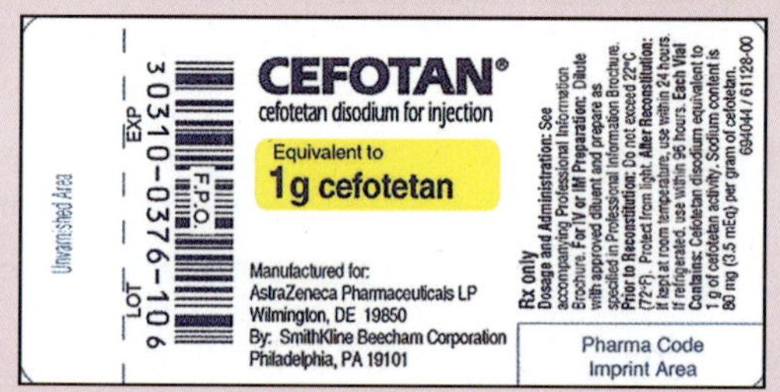

6mL의 희석액 추가; 1g의 cefotetan disodium = 3mL

기본 공식: $\frac{D}{H} \times V = \frac{0.5}{1} \times 3mL = 1.5mL$

$= 0.5$ g의 cefotetan disodium

차원해석법: $mL = \frac{3mL \times 0.5g}{1g \times 1} = 1.5mL$

전환은 필요하지 않다.

방법 2: 한 개의 바이알과 한 개의 앰플에서 두 개의 약물을 혼합하는 것

1. 바이알에 공기를 주입한다.
2. 바이알에서 필요한 용량만큼 약물 용액을 빼낸다.
3. 앰플에서 필요한 용량만큼 약물 용액을 주사기에 잰다.

방법 3: 바이알로부터 미리 약이 채워진 카트리지에 두 개의 약물을 혼합하는 것

1. 약이 미리 채워진 카트리지에 있는 약물용량과 용액의 양을 확인한다. 만약 필요한 용량이 적거나 약이 미리 채워진 카트리지를 사용한다면 초과량을 빼낸다.
2. 바이알에서 꺼낼 용액의 양과 동일한 양의 공기를 카트리지로 끌어들인다. 바이알을 거꾸로 하고 공기를 주입한다.
3. 바이알에서 필요한 양만큼 용액을 빼낸다. 바늘이 용액에 남아 있는지 확인하고 필요 이상의 용액을 빼내지 않는다.

동일 주사기에서의 약물 혼합

처방: meperidine(Demerol) 25mg과 atropine sulfate 0.4mg IM

이용가능한 것: meperidine(tubex cartridge에 표시됨) 50mg/mL, atropine sulfate(다용량 바이알에 표시됨) 0.4mg/mL

주사를 위해 각 약물이 필요한 mL 용량과 믹스 방법은 무엇인가? ______

1. Meperidine 용량:

a. $\frac{D}{H} \times V = \frac{25}{50} \times 1 = \frac{25}{50} = 0.5\text{mL}$

b. $H : V :: D : x$

$50\text{mg} : 1\text{mg} :: 25\text{mg} : x\text{mL}$

$$50x = 25$$

$$x = \frac{1}{2} = 0.5\text{mL}$$

2. Atropine 용량:

라벨에 표시 0.4mg = 1mL

답: meperidine 0.5mL 및 atropine 1mL

과정

한 개의 바이알의 약물과 다른 미리 채워진 카트리지의 약물을 카트리지에 혼합한다.

1. 미리 채워진 카트리지에 있는 약물의 용량과 용액의 양을 확인한다.
2. 카트리지 내 meperidine의 초과되는 양 0.5mL를 빼낸다. 마약의 폐기 시에 다른 간호사가 참고인으로 필요하다.
3. 카트리지 안으로 1mL의 공기를 넣고 atropine이 들어 있는 바이알에 공기를 주사한다.
4. 바이알에서 meperidine이 있는 카트리지로 1mL의 atropine을 빼내어 잰다.

연습문제 4: 근육주사

기본 공식, 비율 및 비례법, 분수법, 차원해석법을 이용한 근육내주사

1. 처방: cefazolin(Ancef) 500mg 근육주사, q6hrs

사용가능한 양:

EXP.
equivalent to
1gram cefazolin
NDC 0007-3130-16
ANCEF®
STERILE CEFAZOLIN SODIUM (LYOPHILIZED)
25 Vials for Intramuscular or Intravenous Use
LOT

NSN 6505-01-262-9508
Before reconstitution protect from light and store at controlled room temperature (15° to 30°C; 59° to 86°F).
Usual Adult Dosage: 250 mg to 1 gram every 6 to 8 hours. See accompanying prescribing information.
For I.M. administration add 2.5 mL of Sterile Water for Injection. SHAKE WELL. Withdraw entire contents. Provides an approximate volume of 3.0 mL (330 mg/mL). For I.V. administration see accompanying prescribing information.
Reconstituted Ancef is stable for 24 hours at room temperature or for 10 days if refrigerated (5°C or 41°F).
SmithKline Beecham Pharmaceuticals
Philadelphia, PA 19101
694115-N
K3130-16

몇 밀리리터로 주사해야 하는가? ______

연습문제 4: 근육주사(계속)

기본 공식, 비율 및 비례법, 분수법, 차원해석법을 이용한 근육내주사

2. 처방: atropine sulfate 0.3mg IM, STAT
   사용가능한 양:

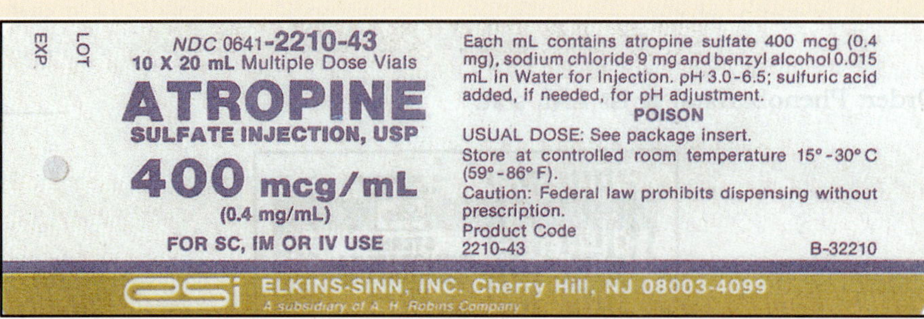

   몇 밀리리터의 atropine을 투여하는가? ______
3. 처방: oxacillin 250mg IM q6h
   사용가능한 양(약물 라벨에 의하면 2.7mL의 희석액을 첨가 = 3mL의 약물 용액):

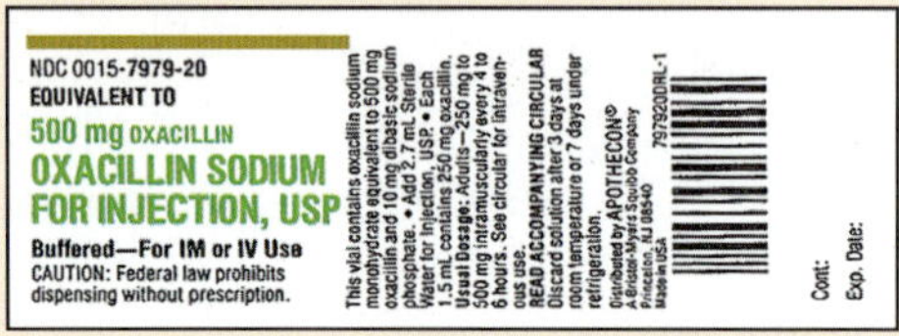

   몇 밀리리터를 투여하는가? _____
   재구성 후에 얼마나 오랫동안 냉장보관하는가? _____
4. 처방: digoxin 0.25mg IM 매일
   사용가능한 양: digoxin 0.5mg/2mL

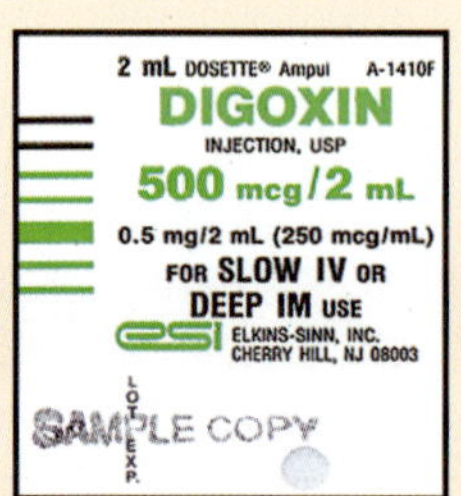

   몇 밀리리터를 투여하는가? _____
   과다 digoxin 용액일 경우 무엇을 해야 하는가? _____
   (항상 비경구 IV digoxin 투여일 경우)
5. 처방: chlorpromazine(Thorazine) 50mg IM, STAT
   사용가능한 양:

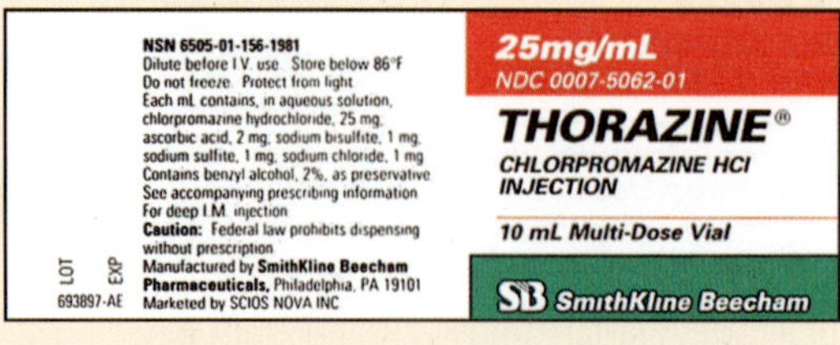

   몇 밀리리터를 투여하는가? _____
   바이알은 다시 사용가능한가? ______

연습문제 4: 근육주사(계속)

기본 공식, 비율 및 비례법, 분수법, 차원해석법을 이용한 근육내주사

6. 처방: meperidine 60mg 및 hydroxyzine (Vistaril) 25mg, IM. 이들 두 약은 호환이 가능하다.

   사용가능한 양: Hydroxyzine 100mg/2mL 바이알

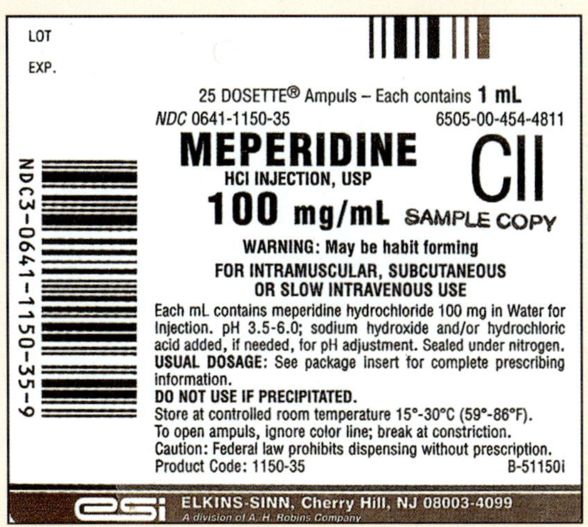

   몇 밀리리터의 meperidine과 hydroxyzine을 투여하는가? ______

   어떻게 두 약을 섞는지 설명하시오.

7. 처방: morphine SO4 6mg IM q4hm PRN

   사용가능한 양:

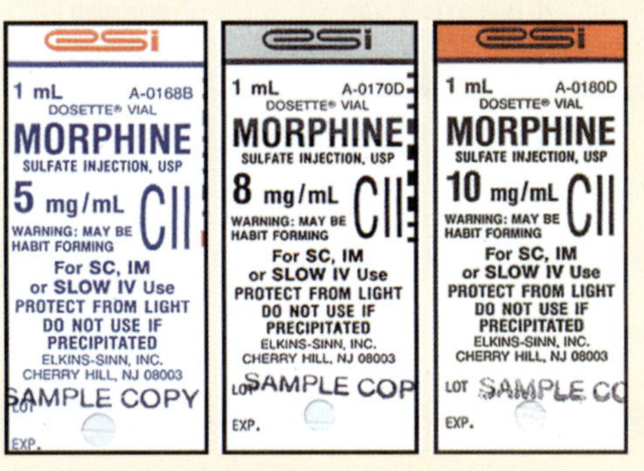

   a. 어느 morphine을 선택할 것인가? ______. 당신의 답을 설명하시오. _______

   b. 용량당 얼마의 밀리리터의 morphine을 투여하는가? ______. 당신의 답을 설명하시오. _______

8. 처방: cefotaxime NA (Claforan) 750mg IM, b.i.d.

   사용가능한 양:

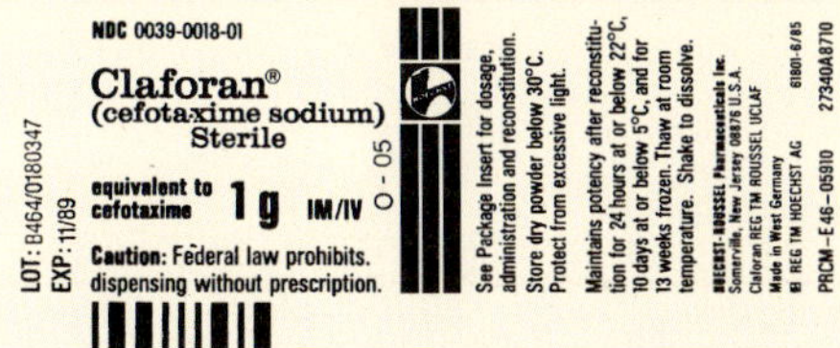

   약물 라벨: 팜플렛에 의하면 희석액 3mL를 첨가하여 3.4mL를 만든다.

   a. 1g = ______ mg

   b. 하루에 얼마나 많은 밀리그램을 환자가 투여받아야 하는가?

   c. 용량당 당신은 얼마나 많은 밀리리터를 투여해야 하는가?

연습문제 4: 근육주사(계속)

기본 공식, 비율 및 비례법, 분수법, 차원해석법을 이용한 근육내주사

9. 처방: diazepam(Valium) 6mg IM, STAT 및 만약 필요하다면 4시간마다 반복한다.

   사용가능한 양:

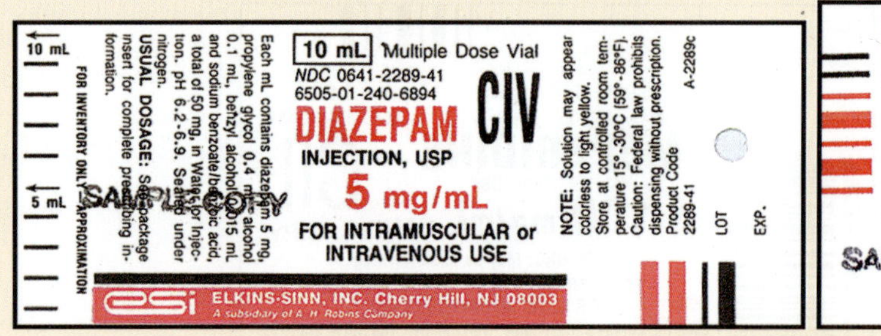

   a. 어느 앰플 혹은 바이알의 diazepam을 선택해야 하는가? ________

   b. 환자는 얼마나 많은 밀리리터의 diazepam을 투여받아야 하는가? ________

추가적 차원해석법(필요시 부록 A-2 참조)

10. 처방: vitamin B_{12}(cyanocobalamin) 60mcg IM, 매일

    사용가능한 양:

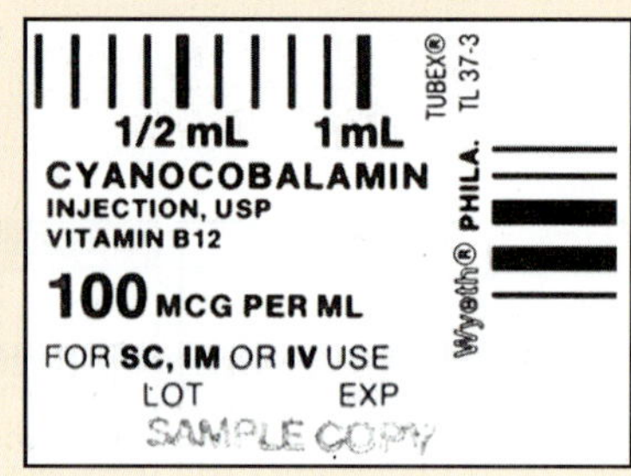

    전환인자: 없음(두 가지 모두 microgram)

    a. 하루당 환자는 얼마나 많은 밀리리터를 투여받는가? ________

11. 처방: Cefobid 500mg IM, q12h

    사용가능한 양(주의: 설명서에 의하면 1.6mL의 희석액을 바이알에 첨가; 약물 용액 1g = 2mL)

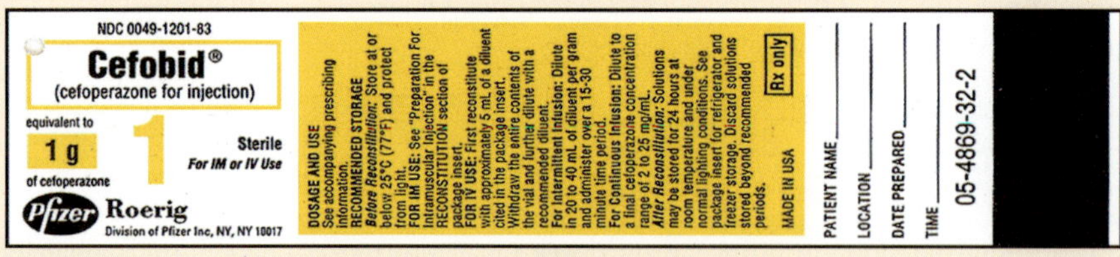

    요소: 1g = 2mL(약물 라벨과 제구성 후)

    전환인자: 1000mg = 1g

    용량당 얼마나 많은 밀리리터를 환자에게 투여하는가? ______

연습문제 4: 근육주사(계속)

기본 공식, 비율 및 비례법, 분수법, 차원해석법을 이용한 근육내주사

12. 처방: meperidine(Demerol) 35mg 및 promethazine (Phenergan) 10mg, IM
사용가능한 양: meperidine 50mg/mL 앰플; promethazine 25mg/mL 앰플

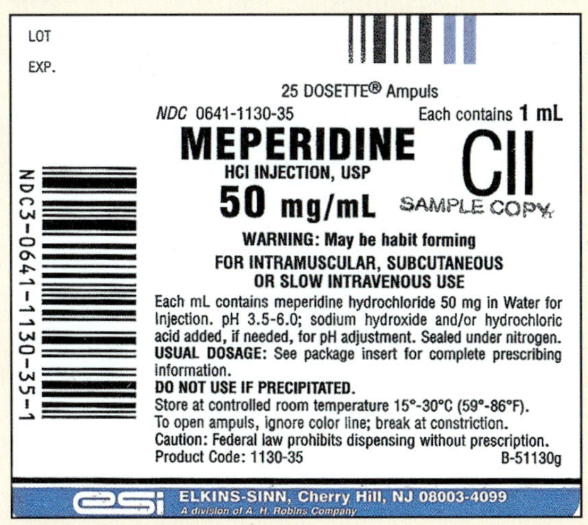

a. 당신은 얼마나 많은 밀리리터의 meperidine을 투여하는가? ________
b. 당신은 얼마나 많은 밀리리터의 promethazine을 투여하는가? ________
c. 어떻게 두 약물을 섞는지 설명하시오. ________

연습 문제 정답

1 주사기와 주사바늘

1. 5mL 주사기
2. Tuberculin 주사기(1mL)
3. 아니오. 기관 원칙에 의해서 싱크대나 화장실에 버려야 하고, 다른 RN, LPN에 의해 목격되어야 한다.
4. 21게이지 바늘
5. 25게이지 바늘
6. 20게이지 바늘 1.5(1½)인치 길이

2 피하주사

1. 0.75mL
2. Lovenox 0.2mL, 20mg 함유
3. 약물 라벨: 1.25mL = 0.5mg atropine. 단어 atropine 밑의 0.4mg/mL를 읽는다.
   a. 기본 공식: $\frac{D}{H} \times V = \frac{0.5}{0.4} \times 1 = 1.25mL$
   b. 비율 및 비례법: H : V :: D : x
   0.4mg : 1mL :: 0.5mg : xmL
   $0.4x = 0.5$
   $x = \frac{0.5}{0.4} = 1.25mL$
   c. 차원해석법: $mL = \frac{1mL \times 0.5\cancel{mg}}{0.4\cancel{mg} \times 1} = 1.25mL$
4. Tuberculin 주사기를 반드시 사용한다.
   a. 기본 공식: $\frac{D}{H} \times V = \frac{0.2}{1.0} \times 1 = 1.0\overline{)0.20}$ (2.0) $= 0.2mL$
   b. 비율 및 비례법: H : V :: D : x
   1mg : 1mL :: 0.2mg : xmL
   $1.0x = 0.2$
   $x = \frac{0.2}{1.0} = 0.2mL$

   정답: epinephrine 0.2mg = 0.2mL

3 Insulins

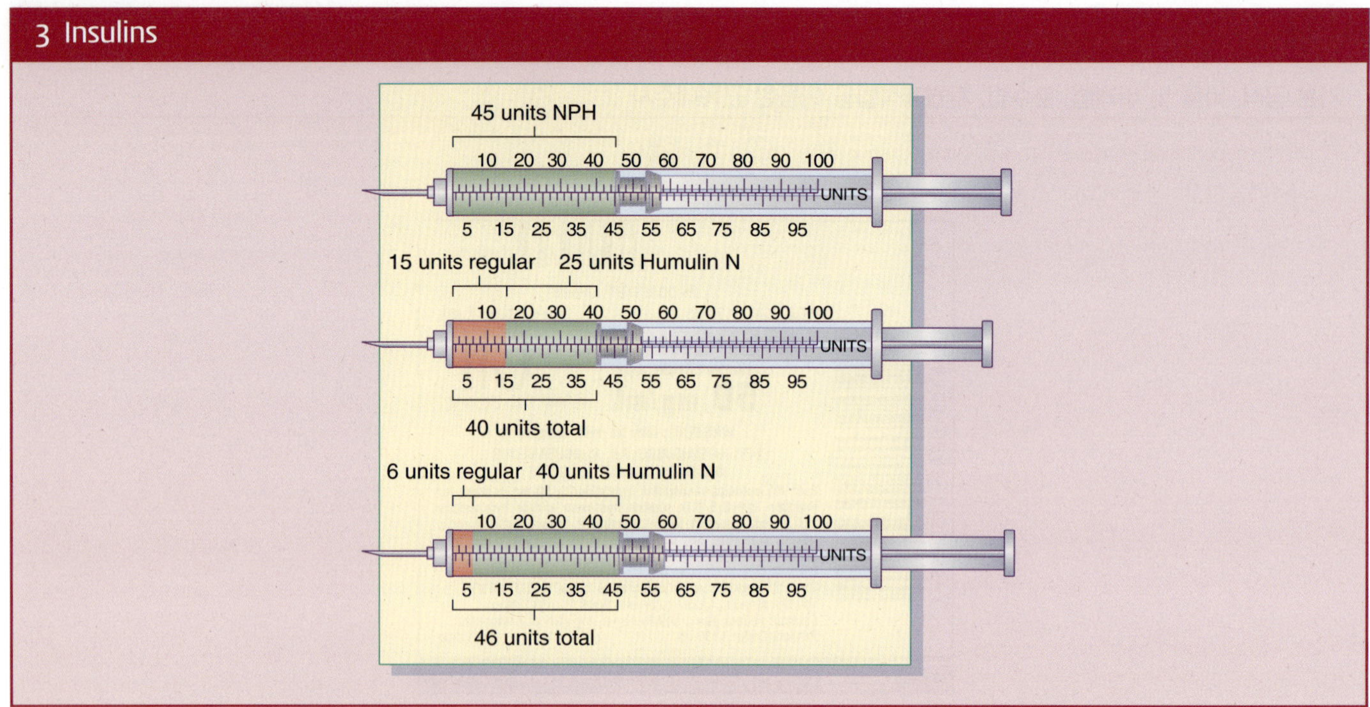

4 기본 공식, 비율 및 비례법, 차원해석법을 이용한 근육내주사

1. 약물 라벨의 지침서: 2.5mL의 멸균수를 첨가한다. 약물 용액은 3.0mL이다(약 파우더는 0.5mL).

   1g을 mg으로 전환; 1g = 1000mg

   혹은 500mg을 g으로 전환; 500mg = 0.500g(0.5 g)

   a. 기본 공식: $\frac{D}{H} \times V = \frac{0.5}{1g} \times 3mL = 1.5mL$

   b. 비율 및 비례법: H : V :: D : x

   1000mg : 3mL :: 500mg : xmL

   $1000x = 1500$

   $x = 1.5mL$

   c. 차원해석법: $mL = \frac{3mL \times 1\cancel{g} \quad \times \overset{1}{\cancel{500mg}}}{1\cancel{g} \times \underset{2}{\cancel{1000mg}} \times 1} = \frac{3}{2}$

   $= 1.5mL$

정답: cefazolin 500mg = 1.5mL

2. Atropine의 약물 라벨은 0.4mg/mL로 표기. 0.3mg의 대략 등장가는 0.8mL이다. 만약 0.3mg = 0.8mL인 것이 모른다면 문제는 0.4mg = 1mL를 사용하여 게산한다.

   기본 공식: $\frac{D}{H} \times V = \frac{0.3}{0.4} \times 1 = \frac{0.3}{0.4} = 0.75$ 혹은 0.8mL

3. Oxacillin sodium에 대해, 약물 라벨은 2.7mL의 멸균수를 약물 500mg 함유하는 바이알에 첨가하라고 표기되어 있고, 용량은 3mL가 될 것이다.

   a. 기본 공식: $\frac{D}{H} \times V = \frac{250}{500} \times 3.0 = \frac{750}{500} = 1.5mL$

   b. 분수법: $\frac{H}{V} = \frac{D}{x} \quad \frac{500mg}{3mL} = \frac{250mg}{xmL}$

   (교차곱셈) $500x = 750$

   $x = 1.5mL$

   c. 차원해석법: $mL = \frac{3mL \times \overset{1}{\cancel{250mg}}}{\underset{2}{\cancel{500mg}} \times 1} = 1.5mL$

4. 기본 공식: $\frac{D}{H} \times V = \frac{0.25}{0.50} \times 2 = \frac{0.50}{0.50} = 1mL$

   앰플에서 1mL를 취한다. Digoxin 용액에서 나머지 1mL를 버린다.

5. Thorazine 50mg = 2mL, 네, 바이알이 다수용량으로 사용될 수 있다.

6. Meperidine 60mg = 0.6mL; hydroxyzine 25mg = 0.5mL

   Meperidine

   기본 공식: $\frac{D}{H} \times V = \frac{60}{100} \times 1 = \frac{60}{100} = 0.6mL$

   Hydroxyzine

   기본 공식: $\frac{D}{H} \times V = \frac{25}{100} \times 2 = \frac{50}{100} = 0.5mL$

   절차

   a. 바이알에서 0.5mL의 hydroxyzine을 취한다.

   b. Meperidine은 1회용 분량의 앰플에 담겨 있다. 0.6mL의 meperidine 용액을 hydroxyzine이 포함된 주사기에 넣는다. 앰플의 용액 발란스를 버린다.

   c. 두 약물 용액의 전체 양은 1.1mL이다. IM 투여한다.

7. a. Morphine 바이알은 8mg/mL와 10mg/mL이다.

   Morphine 5mg/mL 바이알은 단일 바이알 용량이므로 사용되지 못한다.

   b. Morphine 8mg/mL 바이알

   기본 공식: $\frac{D}{H} \times V = \frac{6mg}{8mg} \times 1mL = \frac{6}{8} = 0.75mL$

4 기본 공식, 비율 및 비례법 혹은 차원해석법을 이용한 근육내주사(계속)

Morphine 10mg/mL 바이알

기본 공식: $\frac{D}{H} \times V = \frac{6mg}{10mg} \times 1mL = \frac{6}{10} = 0.6mL$

8. a. 1g = 1000mg

b. 750mg × 2(b.i.d) = 1500mg/day 혹은 1.5g/day

c. $\frac{D}{H} \times V = \frac{\overset{3}{\cancel{750}}}{\underset{4}{\cancel{1000}}} \times 3.4mL = \frac{3 \times 3.4}{4} = \frac{10.2}{4}$

= 2.55 혹은 2.6mL Claforan

9. a. 앰플 혹은 바이알 둘 다 사용가능하다. Diazepam 5mg/mL는 10mL의 약 용액을 함유하는 다용량 바이알이다. 10mg/2mL 앰플은 한 번에 사용할 수 있다. 만약 1회에 모두 사용하지 않는다면, 버려야 한다.

바이알: 기본 공식: $\frac{D}{H} \times V = \frac{6mg}{5mg} \times 1mL = 1.2mL$

b. 혹은

앰플: 비율 및 비례법: H : V :: D : x

10mg : 2mL :: 6mg : xmL

$10x = 12$

$x = 1.2mL$

바이알: 차원해석법: $mL = \frac{1mL \times 6mg}{5mg \times 1} \times \frac{6}{5} = 1.2mL$

앰플: 분수법: $\frac{H}{V} \times \frac{D}{x} = \frac{10mg}{2mL} \times \frac{6mg}{x}$

(교차곱셈) $10x = 12$

$x = 1.2mL$

10. a. 비율 및 비례법: H : V :: D : x

100mcg : 1mL :: $\overset{3}{\cancel{60}}$mcg : x

$\underset{5}{\cancel{100}}x = 60$

x = 0.6mL의 cyanocobalamin

차원해석법: $mL = \frac{1 \quad \times 6mcg}{100mcg \times 1} = \frac{3}{5}$

= 0.6mL cyanocobalamin

11. 1mL 용량당

차원해석법: $mL = \frac{2mL \times 1\cancel{g} \quad \times \overset{1}{\cancel{500mg}}}{1\cancel{g} \times \underset{2}{\cancel{1000mg}} \times 1} = \frac{2}{2} = 1mL$

12. a. meperidine:

차원해석법: $mL = \frac{1mL \times \overset{7}{\cancel{35mg}}}{\cancel{50mg} \times 1} = \frac{7}{10} = 0.7mL$

b. promethazine

차원해석법: $mL = \frac{1mL \times \overset{2}{\cancel{10mg}}}{\cancel{25mg} \times 1} = \frac{2}{5} = 0.4mL$

c. 절차:

1. 앰플에서 0.7mL의 meperidine을 취하고, 앰플로부터 0.4mL의 promethazine을 취한다.
2. 앰플 내의 나머지 용액을 버린다.

A-5: 정맥내 액상약물의 계산

목표

- 연속적 정맥내 주입과 간헐적 정맥내 주입 간의 차이를 기술한다.
- Microdrip과 microdrip 세트, keep vein open 및 새 keep open을 정의한다.
- 주어진 공식 중에 한 가지를 사용하여 정맥내 주입 유속을 계산한다.
- 계산된 이차 세트에 의해 정맥내 약물 용액이 어떻게 투여되는지를 설명한다.
- 부피적 및 비부피적 정맥내 조절기와 펌프 전자조절기 사이의 차이를 구분한다.

정맥수액요법은 수분, 포도당, 비타민, 전해질, 약물을 투약하기 위해 사용된다. 약물의 수가 증가된 요즘은 약물의 흡수와 빠른 작용을 위해 정맥주사를 통해 투약한다. 어떤 약물들은 정맥내로 한꺼번에 주입하기도 한다[**약덩이(bolus)**]. 정맥으로 투여되는 많은 약물들이 정맥을 자극시킬 수 있어서 이런 약물들은 50−100mL의 수액에 희석시킨다. 어떤 약물은 4−8시간과 같이 특정한 시간 동안 많은 양의 수액으로 주입한다.

정맥을 통해 수액과 약물을 주입하는 방법은 지속적인 주입과 간헐적인 주입의 두 가지가 있다. 지속적인 주입방법은 수분손실을 대체하고 수분균형을 유지하고 약물투약을 수단으로써 적용된다. 간헐적인 주입방법은 정맥을 통한 약물을 주입하기 위해 주로 선택된다.

간호사는 정맥주입용액과 약물을 준비하고 투약하는 데 중요한 역할을 한다. 약을 준비하는 동안 간호사의 기능과 책임은 다음과 같다.

- 정맥주입세트와 분당 방울수를 아는 것
- 정맥주입속도를 계산하는 것
- 수액에 약물을 섞고 희석하는 것
- 준비물을 모으는 것
- 약물과 약의 효능과 부작용을 아는 것

간호사의 책임은 약의 효과와 부작용을 사정하고 정맥주입 부위를 지속적으로 확인하는 것에 있다.

지속적인 정맥내 주입

정맥주사가 필요할 때, 의료진은 시간당 주입 밀리리터(mL) 또는 24시간 동안 주입 리터(L)의 주입량과 종류를 처방한다. 간호사는 정맥주입세트의 분당 주입 방울수에 따라 정맥주입속도와 주입시간을 계산한다.

정맥내 주입세트

다양한 종류의 정맥주입세트가 Abbott, Cutter, McGaw 및 Travenol에서 생산되고 있다. 밀리리터(mL)당 방울의 수를 나타내는 **drop factor**는 정맥주입세트의 포장지에 표기되어 있다. 밀리리터당 더 큰 방울을 전달하는 주입세트(10−20gtt/mL)는 "**macrodrip 세트**"라고 부르고 더 적은 방울을 주입하는 주입세트(60gtt/mL)는 "**microdrip(minidrip) 세트**"라고 부른다. Drop factors, macrodrip 세트, microdrip 세트의 예시는 표 A−5−1에 나타내었다.

대부분의 경우, 간호사는 macrodrip과 microdrip 세트를 모두 선택한다. 만약 정맥주입속도가 100mL/h 또는 그 이상이라면, macrodrip 세트가 주로 사용된다. 만약 주입속도가 100mL/h 미만이거나 환자가 소아인 경우라면, microdrip 세트가 더 선호된다. 100mL/h 미만의 주입속도는 macrodrip으로 조정이 어렵기 때문이다.

가끔은 수액을 느린 속도로 주입하여 "**keep vein open (KVO)**"을 유지하기도 한다. 이는 "**to keep open(TKO)**"이라고 부르기도 한다. KVO를 처방하는 이유는 응급상황이 가능한 환자에게 빠르게 수액과 약물을 주입해야 하는 것과 정맥주사약물을 특정 시간에 주입하기 위해 정맥주사관

표 A-5-1 정맥내 세트

제조사	방울수(gtt/mL)
Macrodrip 세트	
Abbott	15
Cutter	20
McGaw	15
Travenol	10
Microdrip 세트	
Travenol	60
Minidrip 세트	60

을 유지해야 하는 경우를 포함한다. KVO를 위해 microdrip 세트와 250mL 수액이 필요하다. KVO는 보통 10mL/h의 속도로 조정한다.

정맥내 주입속도 계산

분당 방울수(gtt/mL)인 정맥주입속도를 계산하기 위해 세 가지 방법이 사용된다. 간호사는 한 가지의 방법을 선택하여 기억해야 하고 속도를 계산하기 위해 일관된 방법을 사용해야 한다. 아래의 방법 중 방법 2가 보통 가장 선호되는 방법이다.

방법 1: 세 단계

1. $\frac{\text{수액의 용량}}{\text{주입시간}}$ = 시간당 밀리리터(mL/h)
2. 시간당 밀리리터 = 분당 밀리리터(mL/h)
3. 분당 밀리리터×주입세트의 분당 방울수 = 분당 방울수(gtt/min)

방법 2: 두 단계

1. $\frac{\text{수액의 용량}}{\text{주입시간}}$ = 시간당 밀리리터(mL/h)
2. $\frac{\text{시간당 밀리리터} \times \text{주입세트의 분당 방울수}}{\text{60분}}$
   = 분당 방울수(gtt/min)

방법 3: 한 단계

1. $\frac{\text{수액의 용량} \times \text{주입세트의 분당 방울수}}{\text{주입시간} \times \text{60분}}$
   = 분당 방울수(gtt/min)

지속적인 정맥내 주입을 위한 약물 혼합

염화칼륨과 비타민과 같은 약물은 주로 지속적 정맥주입을 위해 수액에 섞어서 사용된다. 투약하기 전에 즉시 수액백이나 수액병에 추가하게 된다. 수액백이나 수액병의 고무마개를 통해 약물을 주사하고 용액을 여러 번 흔들어서 약물이 분산되도록 한다(그림 A−5−1). 주입을 하는 도중에는 수액백을 흔들지 못한다면 약을 추가하지 않아야 한다. 수액에 바로 주입된 약물은 수액백의 하단에 집중되어 고르게 확산되지 못하게 한다. 그러면 환자는 농도가 집중된 약물을 투약받게 되는데, 예를 들어 그 약물이 염화칼륨이라면 해로운 결과를 초래할지도 모른다. 만약 약물을 주입하기 전에 수액백에 주사했다면 그 수액백은 약물의 성질을 유지하기 위해 냉장보관해야 한다.

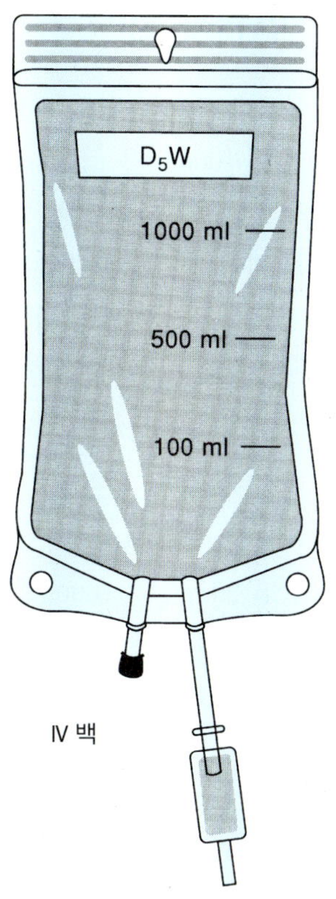

그림 A-5-1 정맥내주사백. (Kee JL, Marshall SM: Clinical calculations, ed 7, St. Louis, 2013, Elsevier)

상업적으로 판매하는 수액백에는 여러 종류의 영양소와 전해질이 포함되어 있다. 주로 사용하는 수액백은 5% 포도당수액, 생리식염수, 0.45% 생리식염수(1/2 normal saline), 젖산링거용액(lactated Ringer's)이 있다. 이런 용액의 축약형은 표 A−5−2에서 보여 준다.

표 A-5-2 용액 약어

정맥내 용액	약어
5% Dextrose를 물에	D_5W, 5% D/W
10% Dextrose를 물에	$D_{10}W$, 10% D/W
0.9% 염화나트륨, 생리식염수	0.9% NaCl, NSS
0.45% 염화나트륨, ½ 생리식염수	0.45% NaCl, ½ NSS
5% Dextrose를 0.9% 염화나트륨에	D_5NSS, 5% D/NSS, 5% D/0.9% NaCl
5% Dextrose를 0.45% 염화나트륨에 혹은 5% Dextrose를 ½ 생리식염수에	D5/½ NSS, 5% D/½ NSS
젖산링거용액	LR

간헐적인 정맥내 주입

어떤 정맥주사약물들은 적은 용량의 수액(5% 포도당수액, 0.9% 생리식염수의 50-100mL)을 통해 하루에 3-6회 투약하도록 처방된다. 약물이 포함된 수액은 보통 15분에서 1시간 정도로 주입된다. 지속적으로 원래 주입하던 정맥주입세트의 연결 부분(IV connector)을 통해 다른 정맥주입세트를 연결하여 분리된 관을 통해 약물을 주입할 수 있다. 이런 방법을 **간헐적인 정맥치료**(*intermittent IV therapy*)라고 부른다.

예

처방: 염화칼륨(KCl) 20mEq를 1000mL의 5% D/W(포도당수액)에 섞어서 8시간 동안 이용가능한 것: 1000mL 5% D/W, 염화칼륨 40mEq/20mL 앰플, 10gtt/mL인 정맥주입세트

약물용량 계산: 기본 공식, 비율 및 비례법, 분수법 또는 차원해석법을 사용하라.(필요하다면 A-2 부분을 참고하라.)

a. 기본 공식:

$$\frac{D}{H} \times V = \frac{20}{40} \times 20 = \frac{400}{40} = 10\text{mL의 KCl}$$

b. 비율 및 비례법:

$$H : V :: D : x$$

$$40\text{mEq} : 20\text{mL} :: 20\text{mEq} : x\text{mL}$$

$$40x = 400$$

$$x = 10\text{mL의 KCl}$$

c. 차원해석법: $\frac{20\text{mL} \times \cancel{20\text{ mEq}}}{\cancel{40\text{mEq}} \times 1} = 10\text{mL의 KCl}$

정맥주사 주입속도의 계산은 앞서 서술한 세 가지 방법을 사용한다. 하지만, 주입속도를 계산하기 위해 단 한 가지 방법을 선택하는 것이 강력하게 권장된다.

방법 1

1. $\frac{1000\text{mL}}{8\text{h}} = 125\text{mL/h}$
2. $\frac{125\text{mL}}{60\text{min}} = 2\text{–}2.1\text{mL/h}$
3. $2.1 \times 10 = 21\text{gtt/min}$

방법 2

1. $1000 \div 8 = 125\text{mL/h}$
2. $\frac{125\text{mL/h} \times \cancel{10}\text{gtt/mL}}{\cancel{60}\text{min} \times 1} = \frac{125}{6} = 20\text{–}21\text{gtt/min}$

방법 3

1. $\frac{1000\text{mL} \times \cancel{10}\text{gtt/mL}}{8\text{h} \times \cancel{60}\text{min}} = \frac{1000}{48} = 20\text{–}21\text{gtt/min}$

연습문제 1

지속적인 정맥주사 주입속도

정맥주사 주입속도를 계산하기 위한 세 가지 방법 중 하나를 선택하시오.

1. 처방: 1000mL of 5% D/W 또는 0.45% 생리식염수를 12시간 동안 주입
   이용가능한 것: macrodrip 세트(10gtt/mL), microdrip 세트(60gtt/mL)
   a. Macrodrip 또는 microdrip 주입세트를 반드시 사용해야 하는가?
   b. 선택한 정맥주입세트를 이용하여 분당 방울수에서 정맥주입속도를 계산하시오.
2. 처방: 3L의 수액을 24시간 동안 주입
   이용가능한 것: 1L의 5% D/W와 2L의 5% D/W 또는 0.45% 생리식염수
   a. 1리터는 밀리리터로 얼마인가?
   b. 1리터는 몇 시간 동안 주입해야 하는가?
   c. 기관에서 사용하는 주입세트의 drop factor는 15gtt/mL이다. 환자가 주입받는 분당 방울수는 얼마인가?
3. 처방: KVO를 위한 250mL의 5% D/W
   a. 어떤 종류의 정맥주입세트를 사용해야 하는가?
   b. 환자가 주입받아야 하는 분당 주입 방울수를 결정하시오.
4. 처방: 1000mL의 5% D/W 또는 0.45% 생리식염수, 멀티비타민 1바이알, 10mEq KCl을 10시간 동안 주입
   이용가능한 것: 1000mL 5% D/W 또는 0.45mL 생리식염수, MVI 1바이알, KCl 20mEq/20mL 바이알, macrodrip 세트(15gtt/mL), microdrip 세트(60gtt/mL)
   a. 수액백에 KCl을 몇 밀리리터 주입해야 하는가?
   b. Macrodrip 세트와 microdrip 세트를 사용하여 환자가 주입받는 분당 방울수는 얼마나 되는가?

정맥내 주입 펌프 없이 이차적 정맥주입세트

정맥주사약물들을 투약하기 위해 사용가능한 두 개의 정맥주입세트는 (1) Buretrol, Volutrol, Soluset와 같이 튜브가 있는 calibrated cylinder(chamber), (2) 튜브를 제외한 일반적인 정맥주입세트와 비슷하게 생긴 "2차 정맥세트(secondary IV set)"가 있다(그림 A-5-2). 이차 정맥세트는 대부분 적은 용량(50, 100, 250mL)을 주입하거나 소아에게 정맥주입 시에 사용한다. Buretol, Volutrol, Soluset의 챔버(chamber)는 150mL의 용액을 보유한다. 약물은 챔버로 주입되고 용액에 희석된다. 이런 방법으로 정맥주사하는 것을 **"IV piggyback(IVPB)"**이라고 부른다.

정맥주사를 위한 약물들은 주입하기 전에 희석한다. 의료기관은 보통 그 기관의 희석 프로토콜이 있다. 또한, 약사와 약물설명서도 보통 주입방법의 가이드라인을 제공한다. 가이드라인과 프로토콜은 약물과 수액의 배합 부적합성을 예방하는 데 도움이 된다.

50-500mL에 미리 혼합된 정맥주사를 사용하는 것이 최근의 추세이다. 이것은 제조사나 병원의 약국에 의해서 미리 조제된 것을 말한다. 이를 사용하여 약물의 오염문제나 조제 실수를 줄일 수 있다. 각각의 정맥주사약물은 혼합을 방지하기 위해 각각의 관으로 분리되어 있다. 비용은 비싸지만, 위험은 낮춰준다. 모든 약물이 미리 혼합되어 있는 것은 아니기 때문에 간호사는 여전히 약물혼합을 준비해야 한다.

메모: Buretrol과 같은 눈금실린더를 사용할 때, 약물주입을 마친 후에 15mL의 수액 용액을 주입하여 주입세트의 줄에 남은 약물을 씻어주어야 한다. 씻어내기 위해 사용된 수액의 양은 환자의 섭취량에 포함한다. 병원 정책을 확인하라.

간헐적 주입 어댑터

지속적으로 주입하던 정맥주입을 중단하고 간헐적으로 약물주입을 시작할 때, 어댑터를 정맥주사 카테터 또는 바늘에 부착한다. 어댑터에는 약물치료를 계속하기 위해 바늘이 있는 형태, 바늘이 없는 형태 또는 정맥관 형태로 삽입할 수 있는 포트(뚜껑, 마개)가 있다. 정맥주사관에 약물치료를 계속하기 위한 어댑터를 사용하는 것은 환자의 활동성을 증가시키고 정맥주사 라인과 용액, 재료가 적게 필요하기 때문에 비용을 줄인다. 그림 A-5-3은 바늘이 없는 주입장치의 예를 보여 준다.

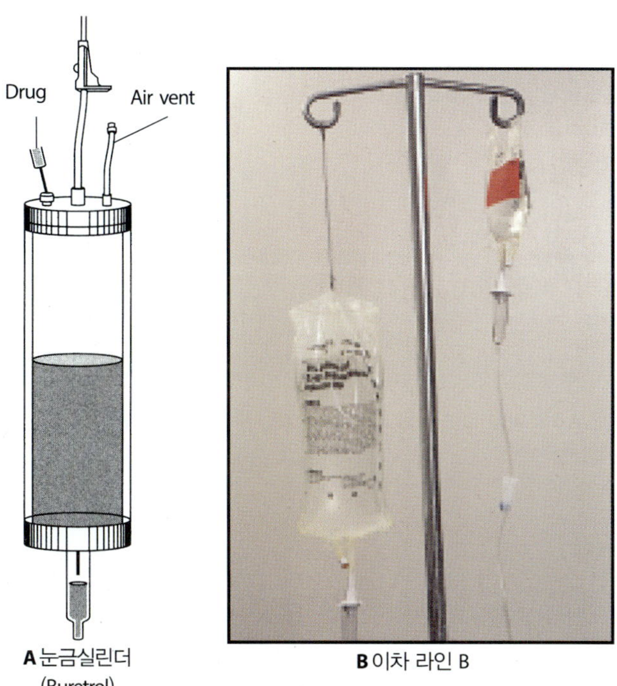

그림 A-5-2 **A.** 눈금실린더(Buretrol)는 이차 IV 기구의 예이다. **B.** 약물을 함유하는 이차 라인의 예. 일차 IV 백은 이차 IV 백 아래로 6인치이다. (A, Kee JL, Marshall SM: Clinical calculations, ed 7, St. Louis, 2013, Elsevier. B, Leahy JM, Kizilay PE: Foundations of nursing practice: a nursing process approach, Philadelphia, 1998, Saunders.)

직접 정맥내주사

정맥주사를 통해 주입되는 약물은 근육주사의 약물을 계산하는 방식과 똑같이 계산한다. 이 방법은 **"IV push"**라고 종종 표현된다. 임상적으로, 근육량이 적거나 조직으로부터 약물의 흡수가 떨어져 약의 순환이 감소된 경우 이 방법이 선호된다. 이렇게 주입된 약물은 약효가 빨리 시작되고, 계산의 오류는 심각하고 치명적인 결과를 가져올 수 있다. 간호사는 약품설명서를 주의 깊게 읽어야만 하고 분당 투여되는 약물의 양에 주의를 기울여야 한다. 만약 문헌에 명시된 것보다 더 빠른 속도로 혈루에 주입된다면 약물의 부작용이 나타나려고 할 것이다.

전자 정맥내주사 조절기

정맥내주사 펌프는 병원이나 지역사회에서 사용되는 **전자 정맥내주사 조절기(electronic intravenous regulator)**이다. 이것

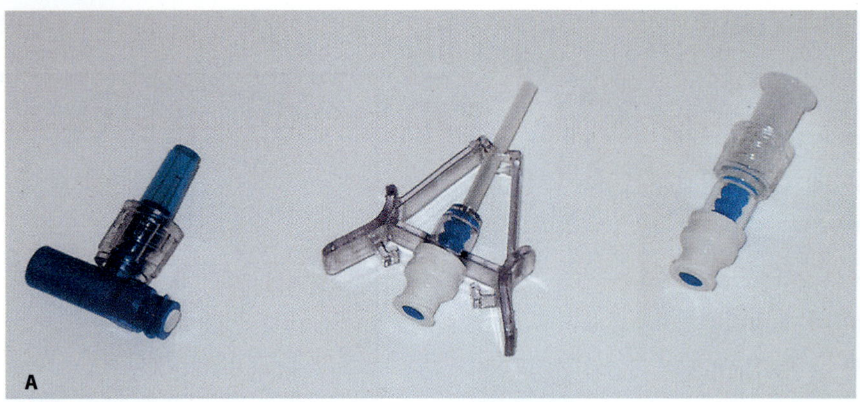

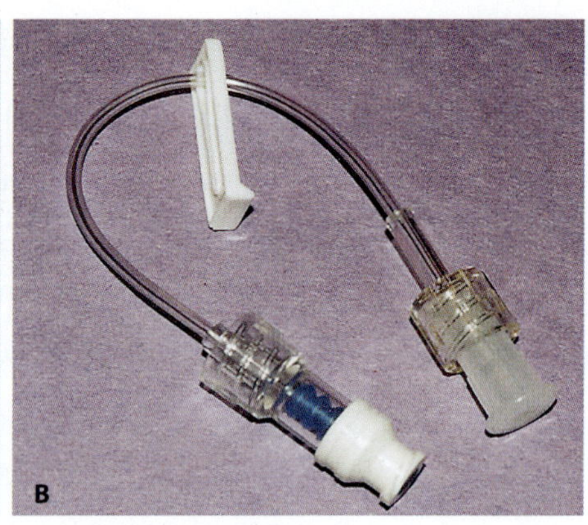

그림 A-5-3 바늘 없는 주입 기구. 바늘 없는 주사기에 약물은 바늘 없는 주입 기구에 주사할 수 있다. (Kee JL, Marshall SM: Clinical calculations, ed 7, St. Louis, 2013, Elsevier.)

예

처방: Lasix 80mg, IV, STAT

이용가능한 약: Lasix 10mg/mL. 주입속도는 40mg/min을 넘지 않아야 함.

a. 비율 및 비례법: 10mg : 1mL :: 80mg : x

$$10x = 80$$

$$x = 8\text{mL의 Lasix}$$

또는

차원해석법: $\dfrac{1\text{mL} \times \overset{8}{\cancel{80}}\text{mg}}{\underset{1}{\cancel{10}}\text{mg} \times 1} = 8\text{mL의 Lasix}$

b. 분당 약물용량 : 1분 = 지시된 용량 : 지시된 시간(분)

40mg : 1분 = 80mg : x

$$40x = 80$$

$$x = 2\text{분}$$

연습문제 2

직접 정맥내주사

1. 처방: protamine sulfate 40mg, IV, STAT

사용가능한 약:

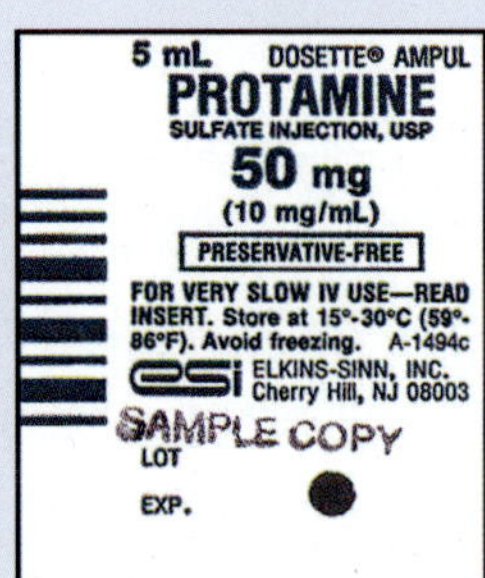

주입속도가 5mg/min을 넘지 않아야 한다.

a. 환자에게 몇 밀리리터로 주사해야 하는가? ________

b. 투약하는 데 얼마의 시간(분 기준)이 필요한가? ________

2. 처방: morphine sulfate 5mg, IV, q3hrs, PRN

사용가능한 약:

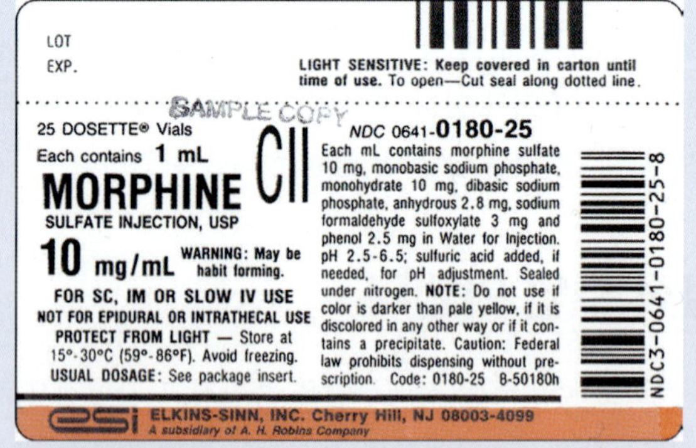

주입속도가 10mg/4min을 넘지 않아야 한다.

a. 환자에게 몇 밀리리터로 주사해야 하는가? ________

b. morphine을 투약하는 데 얼마의 시간(분 기준)이 필요한가? ________

메모: 직접적인 정맥주입 시 항상 수액과 약물의 침전을 발생시킬 수 있는 안정성을 확인하라. 배합 금기 약물은 투약 전후에 안정성이 있는 생리식염수나 멸균수로 정맥주입관을 세척하여 부적절한 반응을 피할 수 있다.

은 수액을 처방된 속도로 제공하기 위한 장치이다. 만약 주입관이 막히면, 알람이 울린다.

정맥내주사 펌프는 수액의 저항을 대항하여 주입된다. 주입속도는 시간당 밀리리터로 설정된다. 펌프는 침윤을 인식하지 못한다. 펌프가 저항을 극복하기 위해 최대 압력을 가하기 전까지 알람은 울리지 않는다.

정맥내주사 펌프는 대퇴나 쇄골하 부위와 같은 중심정맥과 말초정맥에 투여될 때 추천된다. 지속적인 간호사정은 전자 정맥주사 주입 조절기를 사용할 때 매우 중요하다.

전자 정맥내주사 조절기를 조절하는 방법은 용량측정, 비용량측정조절기의 두 가지가 있다. **용량측정조절기(volumetric regulator)**는 수액의 특정 용량을 시간당 밀리리터와 같이 구체적인 속도로 주입된다. **비용량측정조절기(nonvolumetric regulator)**는 분당 방울수로 주입하도록 설계되어 있다. 기계가 용량적인지 비용량적인지를 확인하기 위해서 패널 화면이 mL/hr인지 gtt/min인지 보고 확인하라. 그림 A-5-4는 정맥주입 수액과 약물의 투약을 위한 전자 정맥내주사 조절기의 여러 종류를 보여 준다.

정맥주사 시 안전사항 검토

모든 정맥주사 주입 시에는 그 기관의 정책에 따라 30분 또는 1시간마다 확인해야 한다. 정맥주사와 관련된 일반적인 문제로 관이 꼬이거나 침윤 또는 "free flow"가 발생하는 것이 있다. 정맥주입관이 꼬인다면 흐름에 방해가 생겨 처방된 수액의 양이 제공되지 못한다. 침윤이 발생할 때는 주사용액이 혈관으로 들어가는 것이 아니라 조직 밖으로 빠져나가게 된다. 이 외상은 정맥주사 부위의 조직에서 나타나게 된다. "Free flow"는 정맥주입속도가 처방된 속도보다 매우 빠르게 들어가는 것을 말하는 것으로 수분과부화를 야기한다. Free flow의 발생가능성 때문에 요즘에는 전자 정맥주사 주입 조절기를 흔하게 사용한다.

전자 용량측정주입 펌프에는 결함이 없지는 않다. 기계적인 문제가 발생할 수 있다. 또한, 펌프의 부정확한 프로그래밍은 부적절한 주입의 결과를 초래할 수 있다. 기계를 자주 모니터링하는 것으로 수분과부하, 혈전생성, 침윤과 같은 합병증을 예방할 수 있다.

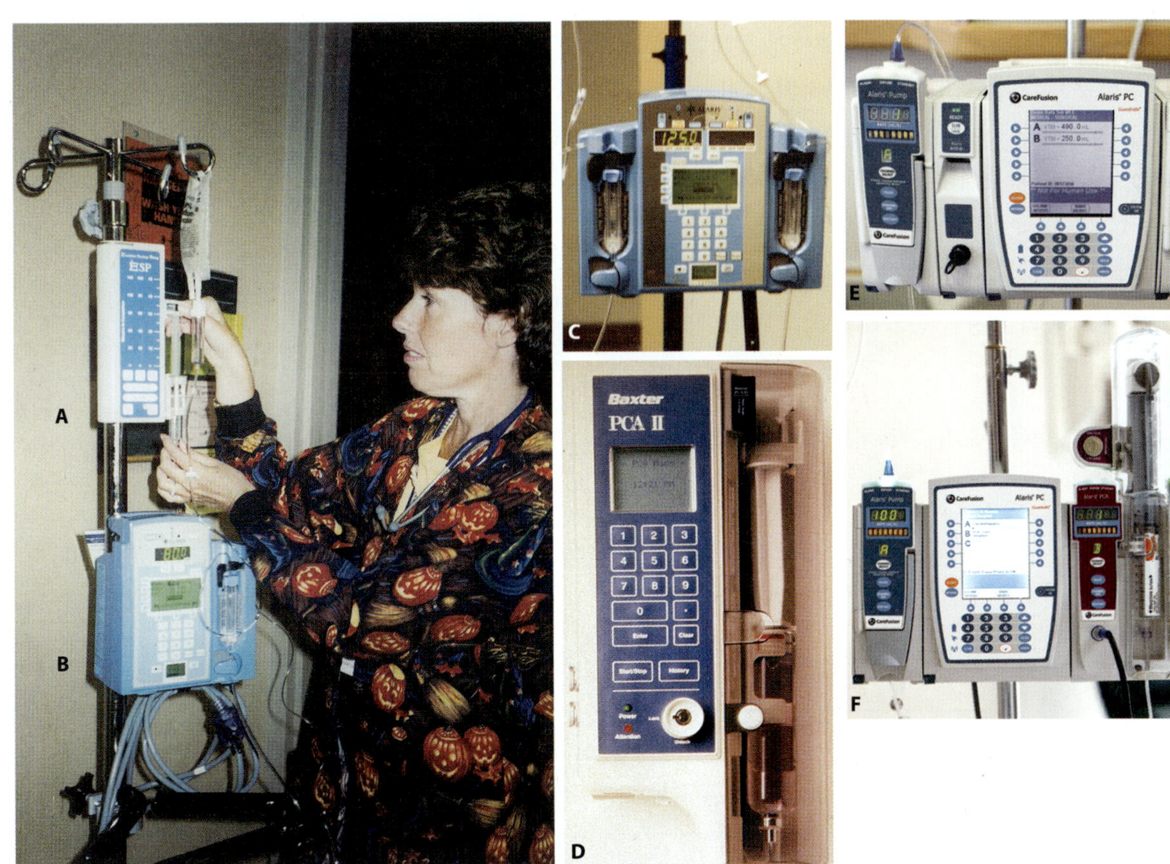

그림 A-5-4 다채널 주입 펌프. A, 주사기 펌프. B, 단일 주입 펌프. C, 2중채널 주입 펌프. D, 자가조절진통제 펌프. E, 자가조절진통제 펌프가 장착된 Alaris System 큰 용량 펌프. F, Medley 프로그래밍 모듈에 부착된 Medley 펌프 모듈. (Kee JL, Marshall SM: Clinical calculations, ed 7, St. Louis, 2013, Elsevier.)

주입 펌프

다양한 종류의 주입 펌프(infusion pump)를 그림 A-5-4에서 보여 준다. A는 "주사기 펌프"이고, B는 "단일 주입 펌프", C는 "이중채널 주입 펌프"이다. D는 자가조절진통 펌프(patient-controlled analgesia pump, PCA pump)를 보여 준다. E는 "자가조절진통 펌프가 장착된 Alaris System 큰 용량 펌프"를, F는 "Medley 프로그래밍 모듈"에 붙여진 "Medley 펌프 모듈"을 보여 준다.

자가조절진통

자가조절진통(patient-controlled analgesiam, PCA)은 정맥주입약물을 투약하는 또 다른 방법이다. PCA 사용의 목적은 약물의 최고치와 최저치로의 흔들림을 피하기 위해 혈중약물농도를 균일하게 유지하기 위함에 있다. 이 방법은 적어도 24-48시간의 정기적인 마약성 진통제의 주사가 필요한 환자의 요구를 충족시키기 위해 설계되었다.

PCA를 사용하는 여러 가지 이유가 있다. (1) 과도하게 진정되는 것 없이 효과적으로 통증을 조절하는 것, (2) 마약성 진통제의 사용량을 상당히 줄이는 것(근육주사에 필요한 양의 반 정도), (3) 통증이 더 잘 조절된다는 환자의 의견.

PCA를 주입하는 데에는 선택사항이 있다. 펌프는 처방된 약물을 투약하기 위해 프로그래밍되어 있다 (1) 환자의 요구에 따라, (2) 지속적으로, (3) 지속적으로 주입하면서 환자의 요구에 따라 투약.

의료진의 처방은 다음의 내용을 반드시 포함해야 한다.

- 처방된 약물명
- 부하용량: 진통제의 혈중농도가 기준치가 되기 위해 의료인이 투약하는 것
- PCA 용량: 환자의 실행 버튼을 누를 때마다 투약 되는 약물의 양
- 잠금이 적용되는 간격: PCA가 투여되지 않는 동안의 시간
- 한계 용량: 특정 시간 동안 환자가 받을 수 있는 최대용량

환자교육

- 환자에게 통증이 반드시 없는 것은 아니고 참을 수 있는 정도인 것을 알린다.
- 알람을 포함하여 펌프의 안정 기능에 대해 알린다.
- 조정 버튼(버튼을 누를 때 약물이 투여된다)의 사용방법에 대해 환자에게 가르친다.
- 약물의 부작용 또는 과민반응에 대해 기록하는 것을 가르친다.
- Naloxone이 손쉽게 사용가능해야 한다.

정맥내약물의 주입속도 계산

약물의 주입속도는 희석을 위한 수액의 양, 주입시간과 같은 약물주입 지시에 따라 다르다. 간호사는 반드시 의료진의 처방을 통해 약물용량을 계산해야 하고, 주입속도는 다음과 같이 계산한다.

1. 이차 세트: 약물의 분당 방울수를 알기 위해 눈금이 있는 실린더(calibrated cylinders; Buretol, Volutrol), 50-250mL의 수액백, 비용량측정조절기(nonvolumetric regulator)를 사용한다.
2. 용량조절기: 시간당 주입속도를 알기 위해서

정맥주사 약물용량과 분당 방울수와 시간당 밀리리터의 주입속도를 계산하기 위한 문제가 다음에 주어진다.

예

처방: ceftazidime 1.5g IV q6hrs

사용가능한 약:

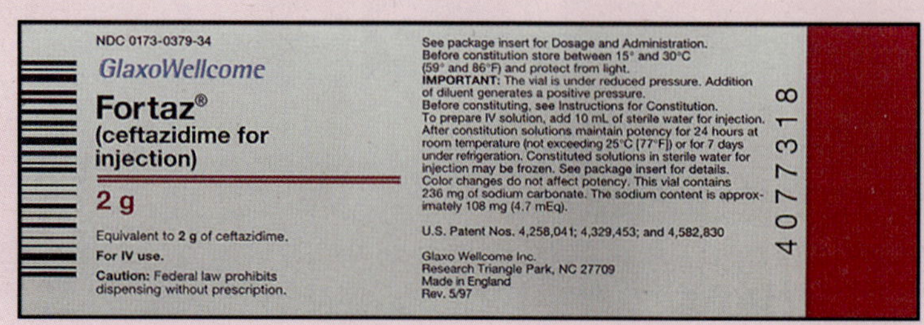

세트와 수액: drop factor 60gtt/mL의 실린더 세트, 500mL 5% 포도당수액

설명서 지시사항: 100mL의 5% 포도당수액에 1.5g ceftazidime을 희석하고 30분 이상 투여하라.

1. 약물 라벨에 따라 약물용량을 계산하시오.
2. 분당 방울수를 계산하시오.
3. 용량 주입 펌프에 사용할 시간당 밀리리터를 계산하시오(mL/h).

정답

1. 용량 계산

약품 라벨에 멸균수 10mL를 추가하라고 설명한다.

기본 공식: $\frac{D}{H}\times V=\frac{1.5g}{2g}\times 10mL=\frac{15}{2}=7.5mL$의 ceftazidime

차원해석법: $10mL\times\frac{1.5\cancel{g}}{2\cancel{g}}\times 1=\frac{15}{2}=7.5mL$

2. 이차 세트

$$\frac{\text{용액의 양}\times\text{주입세트의 분당 방울수}}{\text{투여되는 시간(분)}}=\frac{100mL\times\overset{2}{\cancel{60}}gtt}{\underset{1}{\cancel{30}}min}=200gtt/min$$

ceftazidime 7.5mL를 100mL의 5% D/W 실린더 챔버에 주사한다.

주입속도를 200gtt/min으로 조정한다. 아마도 200gtt/min은 계산이 불가능 할 것이다. 실린더 챔버를 사용하는 대신에 간호사는 더 큰 방울을 주입할 수 있는 이차 세트 또는 주입조절기를 사용해야 할지도 모른다.

3. 용량주입펌프의 속도

$$\text{용액의 양}\div\frac{\text{주입하는 시간(분)}}{60\text{분}}=100mL+7.5mL\div\frac{30\text{분}}{60\text{분}}=$$

$$=107.5mL\times\frac{\overset{2}{\cancel{60}}}{\underset{1}{\cancel{30}}}=215mL/h$$

용량측정주입기의 속도를 215mL/h로 설정하여 30분 동안 약물을 주입한다.

연습문제 3

간헐적인 정맥내주사 세트

약물의 라벨과 주어진 정보를 이용하여 약물의 용량을 계산하고 약물 용액의 분당 방울수를 계산하여 문제를 푸시오.

1. 처방: kanamycin 15mg/kg/day 3번 나누어서 정맥주사, 환자 몸무게 50kg.

사용가능한 약:

세트와 수액: drop factor 60gtt/mL의 실린더 세트, 500mL 5% 포도당수액

설명서 지시사항: 약물을 75mL 5% 포도당수액에 희석하고 30분 이상 주사하라.

a. 일일당 약물용량? ______

b. 8시간당 약물용량? ______, 주입량을 mL로 환산하면? ______

c. 분당 몇 방울수로 환자에게 주입해야 하는가? ________

2. 처방: tobramycin 50mg IV q8hrs

약물 허용치: 3mg/kg/d, 3회 나누어서 투약, 환자 몸무게 65kg

사용한 약:

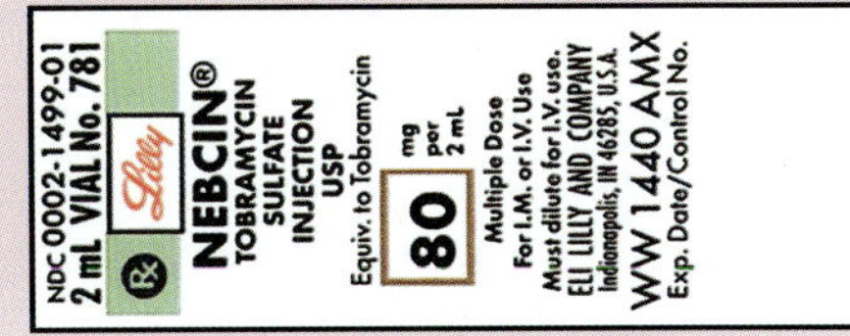

연습문제 3(계속)

간헐적인 정맥내주사 세트

세트와 수액: drop factor 60gtt/mL의 실린더 세트, 500mL 5% 포도당수액

설명서 지시사항: tobramycin을 100mL 5% 포도당수액에 희석하고 40분 이상 투여하라.

a. 환자가 투여받아야 하는 약물의 용량은 몇 밀리리터인가? ___

b. 분당 주입 방울수는 얼마인가? ________(gtt/mL)

c. 처방된 용량이 약물 허용치에 안전한 수준인가? ________ 당신의 의견을 설명하시오.

3. 처방: ampicillin 500mg IV q6hrs

이용가능한 약: 4.5mL의 희석액을 더하면 총 5mL(2g = 5mL)

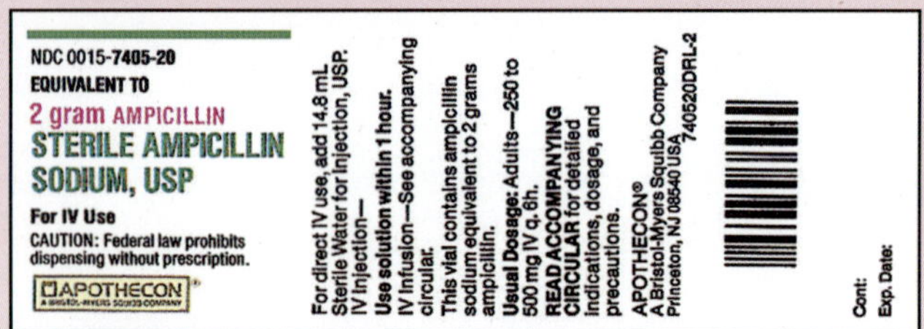

그램을 밀리그램으로 전환하시오.

세트와 수액: drop factor 60gtt/mL의 실린더 세트, 5mL 5% 포도당수액

설명서 지시사항: 50mL의 5% 포도당수액에 ampicillin을 희석하고 15분 이상 주입하라.

a. 환자가 주입받아야 하는 약물은 몇 밀리리터인가? ________

b. 실린더 세트를 이용하여 몇 gtt/min으로 주입해야 하는가? ________

c. 용량 주입의 속도를 결정하시오. ________

4. 처방: ticarcillin 750mg IV q6hrs

사용가능한 약:

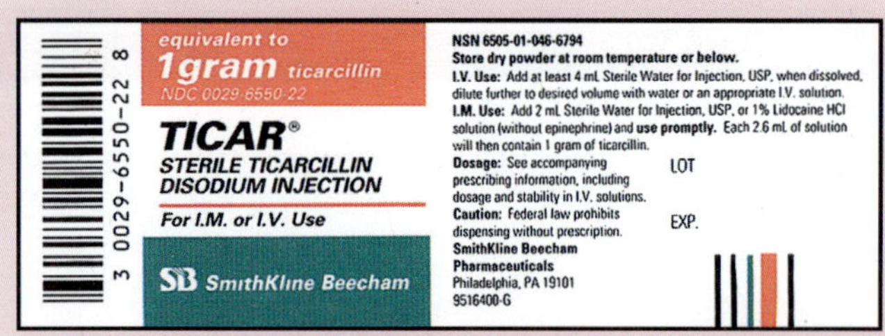

세트와 수액: drop factor 60gtt/mL의 실린더 세트, 500mL 5% 포도당수액

설명서 지시사항: ticarcillin을 20mL의 5% 포도당수액에 희석하고 30분 이상 투여하라.

a. 환자가 투여받아야 할 약물의 용량은 몇 밀리리터인가? ____

b. 분당 주입 방울수는 얼마인가? ________(gtt/mL)

c. 용량 주입의 속도를 결정하시오. ________

5. 처방: ciprofloxacin 0.1g IV q12hrs

사용가능한 약:

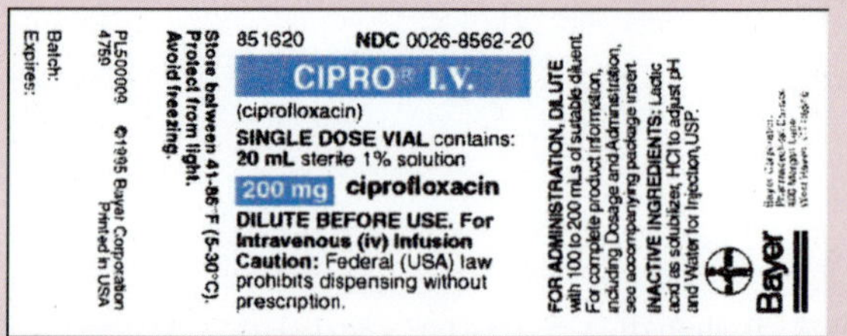

세트와 수액: drop factor 15gtt/mL의 이차 IV 세트, 100mL 5% 포도당수액

a. 그램을 밀리그램으로 변경하시오.

b. 환자가 투여받아야 할 약물의 용량은 몇 밀리리터인가? ____

c. 분당 정맥주사 주입속도는 얼마인가? ________

d. 용량 주입의 속도를 결정하시오. ________

6. 처방: 250mL 5%D/W의 Nitropress 40mg을 90분 동안 주입

약물 한계치 또는 범위: 0.3–8mcg/kg/min, 환자 체중 75kg

사용가능한 약:

a. 1mg = ________mcg

b. 약물의 허용치/투여 범위는 얼마인가? ________

c. Nitropress의 용량이 정상범위에 속하는가? ________

d. 용량 계산 ________

e. 용량 주입의 속도를 결정하시오. ________

7. 처방: gentamicin 100mg IV q8hrs

환자의 체중 165 파운드

약물의 허용치: 3–5mg/kg/d를 3회 분할

이용가능한 것: gentamicin 80mg/2mL 바이알

세트와 수액: 60gtt/mL의 실린더주입세트, 250mL의 5% 포도당수액

설명서 지시사항: gentamicin을 75mL의 5% 포도당수액에 희석하고 40분 이상 투여하라.

a. 환자의 몸무게는 몇 kg인가? ________

b. 처방된 용량이 약물 허용치에 안전한 용량인가? ________

c. 환자가투여받아야 할 약물의 용량은 몇 밀리리터인가? ______

d. 정맥주입속도는 얼마인가? ________

e. 용량 주입의 속도를 결정하시오. ________

연습문제 3(계속)

간헐적인 정맥내주사 세트

8. 처방: 에토포시드(etoposide) 75mg/m²/d를 3–4주마다 5일씩 투여

환자의 체중: 134lb, 신장: 66 inches

체표면적(BSA, m²)을 결정하여 nomogram을 사용(그림 A-5-5).

사용가능한 약:

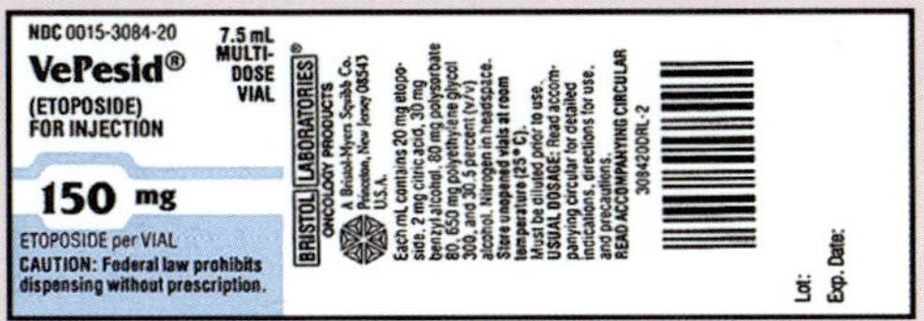

a. 환자의 BSA는 얼마인가? ________

b. 환자가 투여받아야 할 약물의 용량은 몇 밀리그램인가? _____

c. 환자가투여받아야 할 약물의 용량은 몇 밀리리터인가? _____

세트와 수액: 60분 동안 주입하기 위한 250mL의 5%포도당수액이 있는 이차 세트(drop factor 15gtt/mL)

이 문제에 대해 약물과 정맥주사 주입속도 이외에 volumetric pump 적용을 결정하시오.

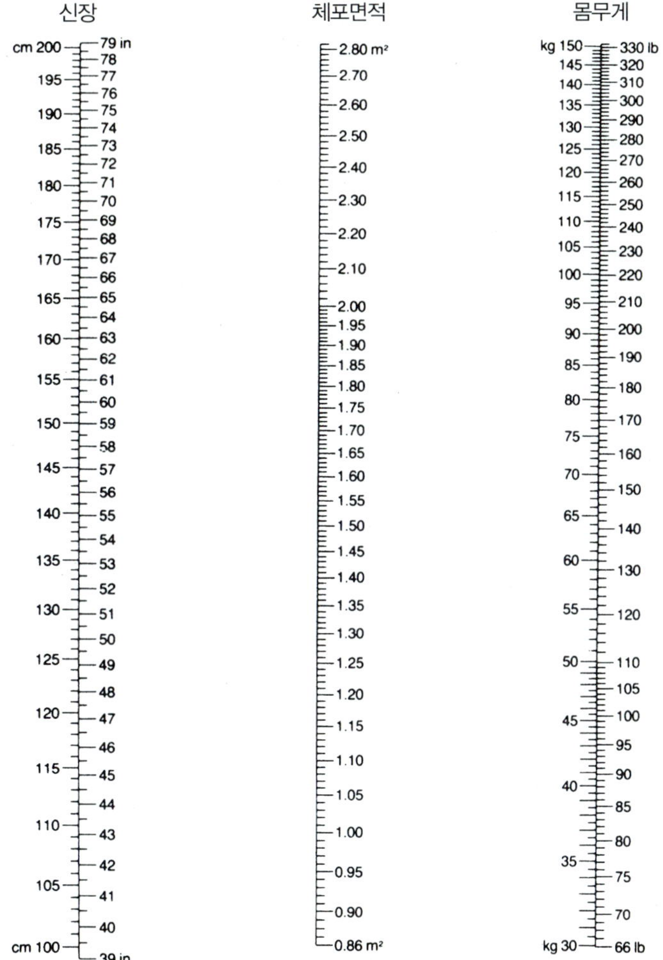

그림 A-5-5 성인에 대한 신체 표면적의 nomogram. 방법: (1) 키를 찾고, (2) 몸무게를 찾고, (3) 키와 몸무게를 연결하는 직선을 잇는다. (4) 신체 표면적 컬럼에서 교차하는 지점을 찾는다(m²). (출처: Deglin J, Vallerand A, Russin A: Davis's drug guide for nurses, ed. 2, Philadelphia, 1991, FA Davis; Lentner C (ed): Geigy scienctific tables, ed. 8, vol. 1, Bale, Switzerland, 1981, Ciba–Geigy, pp. 226–227, In RE Behrman, RM Kliegman, HB Jensen: Nelson textbook of pediatrics, ed. 18, Philadelphia, 2007, Sauders.)

연습 문제 정답

1 연속 정맥내 유속도

1. a. 환자가 83mL/h 투여받아야 하기 때문에 microdrip 세트
   b. 두 단계법: 연속 IV 유속
   1단계. $\frac{1000}{12} = 83\text{mL/h}$
   2단계. $\frac{83\text{mL/h} \times 60\text{drobs}}{60\text{min}} = 83\text{gtt/min}$
2. a. 1000mL
   b. 8h
   c. 1단계. $\frac{1000}{8} = 125\text{mL/h}$
   2단계. $\frac{125\text{mL} \times 15\text{gtt}}{60\text{min}} = \frac{125}{4} = 31\text{gtt/min}$
3. a. Microdrip 세트
   b. 1단계. $\frac{250}{44} = 10\text{mL/h}$
   2단계. $\frac{10\text{mL/h} \times 60\text{gtt}}{60\text{min}} = 10\text{gtt/min}$
4. a. KCl: 기본 공식: $\frac{D}{H} \times V = \frac{10}{20} \times 20 = \frac{200}{20} = 10\text{mL KCl}$
   b. $\frac{1000}{10} = 100\text{mL/h}$
   Macrodrip 세트 $\frac{100 \times 15}{60\text{min}} = 25\text{gtt/min}$
   Macrodrip 세트 $\frac{100 \times 60}{60\text{min}} = 100\text{gtt/min}$

2 직접 정맥내주사

1. a. 기본 공식: $\frac{D}{H} \times V = \frac{40\text{mg}}{10\text{mg}} \times 1\text{mL} = 4\text{mL}$
   차원해석법: $\text{mL} = \frac{1\text{mL} \times 40\text{mg}}{10\text{mg} \times 1} = \frac{40}{10} = 4\text{mL}$
   b. known drug : known min :: desired drug : desired min
   5mg : 1min :: 40mg : x
   $5x = 40$
   $x = 8\text{min}$
2. a. 비율 및 비례법: H : V :: D : x
   10mg : 1mL :: 5mg : x
   $10x = 5$
   $x = \frac{5}{10} = \frac{1}{2}$ 또는 0.5mL drug
   b. known drug : known min :: desired drug : desired min
   5mg : 4min :: 5mg : x
   $10x = 20$
   $x = 2\text{min}$

3 간헐적인 정맥내주사 세트

1. a. 750mg 하루에
   b. 약물 계산 q8h; 250mg 용량 당.
   기본 공식: $\frac{D}{H} \times V = \frac{250\text{mg}}{500\text{mg}} \times 2 = \frac{500}{500} = 1\text{mL}$의 kanamycin
   혹은
   비율 밀 비례법: H : V : D : x
   500mg : 2mL : 250mg : xmL
   $500x = 500$
   $x = 1\text{mL}$의 kanamycin
   c. IV 유속 계산: $\frac{75\text{mL} \times 60\text{ (set)}}{30\text{min}} = \frac{4500}{30}$
   $= 150\text{gtt/min}$
2. a. 약물 계산: BF: $\frac{D}{H} \times V = \frac{50}{80} \times 2 = \frac{100}{80}$
   $= 1.25\text{mL}$의 tobramycin
   b. IV 유속 계산: $\frac{100\text{mL} \times 60\text{gtt (set)}}{40\text{min}} = \frac{300}{2} = 150\text{gtt/min}$
   c. 약물 한도: 안전한 한도 내에서 ($3\text{kg} \times 65 = 195\text{mg/day}$)
   환자는 $50\text{mg} \times 3 = 150\text{mg/day}$을 투여받는다(약물 한도보다 미만).
3. a. 약물 계산: 밀리그램으로 전환
   $2\text{g} = 2{,}000\text{mg}$
   기본 공식: $\frac{D}{H} \times V = \frac{500}{2000} \times 5 = \frac{5}{4} = 1.25\text{mL}$의 ampicillin
   혹은
   비율 및 비례법: H : V :: D : x
   2000mg : 5mL :: 500mg : xmL
   $2000x = 2500$
   $x = 1.25\text{mL}$의 ampicillin
   b. IV 유속 계산:
   $\frac{50\text{mL} \times 60\text{gtt(세트)}}{15\text{min}} = \frac{200}{1} = 200\text{gtt/min}$
   c. 부피 주입 펌프 유속:
   $50\text{mL} + 1.25\text{mL} \div \frac{15}{60} = 51.25\text{mL} \times \frac{60}{15} = 205\text{mL/hr}$

3 간헐적인 정맥내주사 세트(계속)

4. 약물 라벨 = 멸균수 4mL를 첨가.
   a. 기본 공식: $\frac{D}{H}\times V = \frac{750mg}{1000mg}\times 4mL = \frac{3000}{1000} = 3mL$의 Ticar
   혹은
   차원해석법: $mL = \frac{4mL \times 1g \times 750mg}{1g \times 1000mg \times 1}\times 1 = \frac{12}{4}$
   $= 3mL$의 Ticar
   b. IV 유속 계산: $\frac{20mL \times 60gtt(set)}{30min} = \frac{40}{1} = 40gtt/min$
   c. 용량 주입 펌프 속도:
   $20mL \times 3mL = \frac{30}{60} = 23mL \times \frac{60}{30} = 46mL/h$
   (용액 증가가 요구될 수도 있다)
5. a. 0.1 g= 0.100mg = 100mg
   b. 기본 공식: $\frac{D}{H}\times V = \frac{100mg}{200mg}\times 20mL = \frac{20}{2} = 10mL$
   차원해석법:$mL = \frac{20mL \times 100mg}{200mg \times 1} = \frac{20}{2} = 10mL$
   c. $\frac{10mL + 100mL \times 15gtt/mL(set)}{60min} = \frac{100 \times 15}{60}$
   = 27.5 혹은 28gtt/min
   d. $10mL + 100mL \div \frac{60min\ to\ admin}{60min/h} = 110mL/h$
6. a. 1mg =1000mcg
   b. 약물 한도: 0.3mcg 75kg = 22.5mcg
   혹은 0.0225 혹은 0.023mg/min
   8mcg 75kg = 600mcg 혹은 0.600mg/min
   0.023mg 90min = 2.07mg per 90min
   0.600mg 90min = 54mg per 90min
   c. 예. Range: 2.07에서 54mg per 90min, 40mg 범위 내에서 투여.
   d. 약물 계산:
   기본 공식: $\frac{D}{H}\times V = \frac{40mg}{50mg}\times 2mL = \frac{80}{50} = 1.6mL$ of Nitropress
   분수법: $\frac{H}{V} = \frac{D}{x} = \frac{50mg}{2mL} = \frac{40mg}{x}$
   (교차곱셈) $50x = 80$
   $x = 1.6mL$의 Nitropress를 IV 용액에 첨가
   e. 주입 펌프 속도:
   용액량 $\div \frac{minutes\ to\ administer}{60분(hr)} = mL/hr$
   $250 \div \frac{90분}{60분}$ = 나누기를 뒤집어 곱하기를 한다.
   $250 \times \frac{60}{30} = \frac{500}{3}$
   = 166.66 또는 167mL/hr (반올림)
7. a. 165 파운드 ÷ 2.2 =75kg
   b. 예, 용량은 안전약물 한도 내이다.
   3mg 75kg = 225mg 3번 용량으로 나누어 투여 = 75mg
   5mg 75kg = 375mg 3번 용량으로 나누어 투여 = 125mg
   c. 기본 공식: $\frac{D}{H}\times V = \frac{100mg}{80mg}\times 2mL = \frac{200}{80} = 2.5mL$
   차원해석법:$mL = \frac{2mL \times 100mg}{80mg \times 1} = \frac{10}{4} = 2.5mL$
   d. $\frac{75mL \times 60gtt/mL\ (set)}{40min\ to\ admin} = \frac{225}{2} = 112.5gtt/min$
   e. $75mL \div \frac{40min\ to\ admin}{60min/h}$ = (나누기를 뒤집어 곱하기를 한다)
   $75 \times \frac{60}{40} = \frac{225}{2} = 112.5$ 혹은 113mL/h
8. a. 환자의 신체 표면적은 1.75이다.
   b. 75mg 7.15 (BSA) = 131.25 혹은 131mg
   c. $\frac{D}{H}\times V = \frac{131}{150}\times 7.5mL = \frac{982.5}{150} = 6.55$ 혹은 6.6mL
   2차 세트로 IV 유량 계산:
   $\frac{250mL \times 15gtt\ (set)}{60min} = \frac{3750}{2} = 62.5gtt/min$
   용량 펌프 속도: 250mL + 6.6mL
   (256.6 혹은 257mL) $\div \frac{60}{60} = 257mL \times \frac{60}{60} = 257mL/h$

A-6: 소아과 약물 계산

목표

- 소아약물용량을 결정하는 두 가지 기본 방법 중 한 가지를 사용한다.
- 소아약물요법에서 일어날 수 있는 용량 비정확성을 기술한다.
- 소아 nomogram으로부터 체표면적을 결정하는 절차를 규명한다.
- 연습문제에서 약용량을 정확히 계산한다.

소아약물복용량은 부모 사이의 생리학적 차이로 인해 차이가 많이 난다. 신생아와 유아들은 간과 신장의 기능이 미성숙하며, 이는 신진대사와 많은 약물의 배출에 있어 지연이 일어나게 한다. 신생아 시기에 약물흡수는 느린 위내용 배출시간의 결과로 인해 차이가 난다. 3세 이하 아기들의 줄어든 위산분비는 약물흡수의 변화를 일으킨다. 신생아와 유아는 낮은 혈장단백질농도를 보이며, 이로 인해 단백질로 될 확률이 높은 약물의 독성물질을 유발시킨다. 어린아이들은 적은 체지방량과 더 많은 체수분을 가지고 있다. 그러므로 지용성 약물은 보통 이하의 지방이 있을 시에는 복용량을 줄일 필요가 있다. 반면 수용성 약물은 높은 체분비율 때문에 많은 복용량을 필요로 한다. 안전한 약물복용량이 주어지는지 확인하고 약물의 부작용의 징후나 증상을 세심히 모니터링하는 것은 간호사의 책임이라 할 수 있다.

소아약물복용량을 계산하는 방법을 아는 목적은 아이들이 승인된 치료범위 안에서 정확한 복용량을 받을 수 있도록 확실히 하기 위함이다. 아이들에게 약물을 투여할 때 안전하다고 여겨지는 두 가지 방법은 체중(body weight, BW)과 체표면적(body surface area, BSA)이다. 많은 제조업자들이 아동투약에 관한 정보를 체중(BW)에 의거하여 제공한다. 또한, 제조업자들은 안전한 투약 범위를 위해 약물의 한도를 제공한다. 처방된 복용량이 한도 내에 있는지 확실히 하기 위해 제약 제조업자들에 의해 제공된 투약 범위를 체크하는 것은 간호사의 책임이다.

경구약제

작은 아이들을 위한 대부분의 약물은 액체형태로 되어 있기 때문에 구강을 통한 소아약물투여는 보통 눈금측정장치를 사용한다. 이 장치는 작은 플라스틱컵, 구강점적기, 측정스푼 또는 구강주사기 등이 될 수 있다(그림 A-6-1). 몇몇 액체약품은 자체 눈금점적기와 함께 제공된다. 선택되는 측

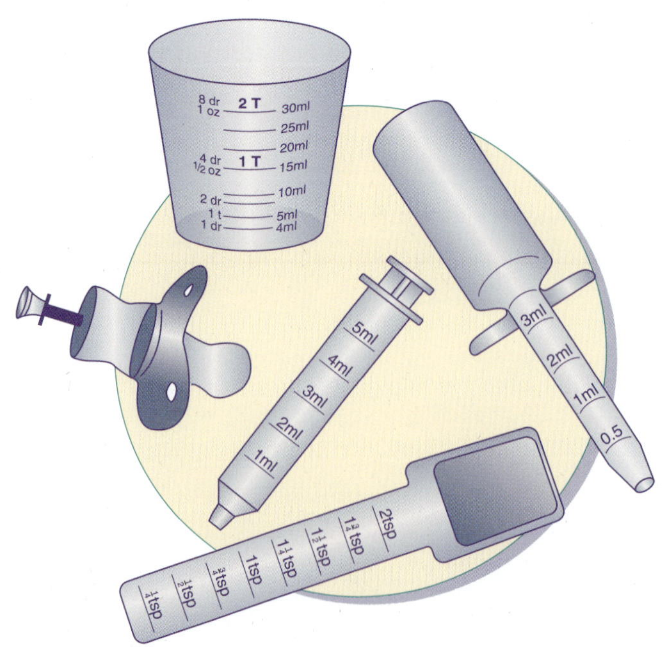

그림 A-6-1 눈금이 있는 축정도구. (Kee JL, Marshall SM: Clinical calculations, ed 7, St. Louis, 2013, Elsevier.)

정장치는 아이의 나이 또는 발달단계에 따라 달라진다. 유아기나 걸음마기의 아기들에게는 구강주사기와 점적기의 사용이 작은 컵보다 약물투여를 잘 할 수 있다. 협조적인 아이들은 작은 컵이나 측정 스푼을 사용할 수 있다. 컵이나 스푼은 아이들이 약을 모두 먹도록 확실히 하기 위해 물이나 주스를 사용하여 씻을 수 있다. 우는 아이나 유아기 아기들에게는 구강투약을 피해야 한다. 왜냐하면 약이 쉽게 흡입될 수도 있고 아이들은 약을 뱉을 수도 있다. 조금 큰 아이들에게는 몇몇 약품들이 씹을 수 있는 형태로 투약이 가능하다. 아이들에게 장용제피의 형태나 시간이 지나 분비되는 형태의 약은 씹지 말라고 말해 주어야 한다.

근육내주사

근육내주사(intramuscular, IM)의 위치는 아이의 나이와 근육의 발달에 따라 정해진다. 모든 주사는 육체와 심리사회적인 트라우마를 최소화하는 방법으로 행해져야 한다. 이해가 가능한 아이들에게는 주사투여에 대한 설명을 해 주어야 한다. 아주 어린아이들에게는 주의를 흐트리거나 짧게 행동을 통제하는 것도 필요하다. 주사 직후에는 편안함을 주는 조치가 반드시 필요하다.

체중당 소아투약량

예

처방: cefaclor(Ceclor) 50mg 1일 4회. 아이 몸무게는 15lb, 즉 6.8kg(15 ÷ 2.2 = 6.8)

아이 약복용량: 3회 분할량 20−40mg/kg/day

사용가능한 약:

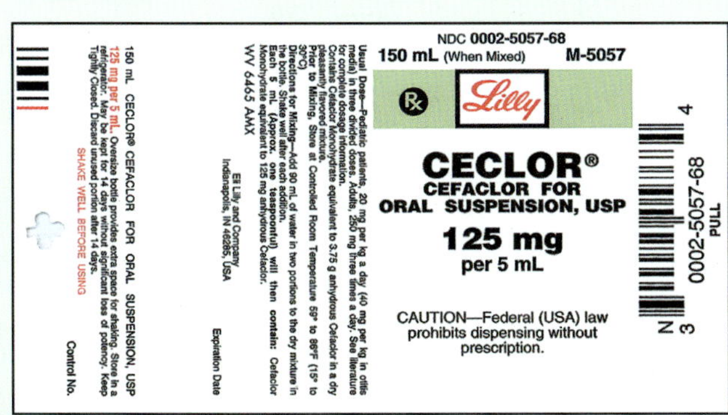

처방된 복용량은 안전한가?

해설

약품 한도: 20mg × 6.8kg = 136mg/day

40mg × 6.8kg = 272mg/day

약품복용 오더: 50mg × 4 = 200mg/day

복용량은 안전약물 한도 내이다.

a. 기본 공식:

$$\frac{D}{H}\times V=\frac{50}{125}\times 5=\frac{250}{125}=2\text{mL}$$

b. 비율 및 비례법: H : V :: D : x

125mg : 5mL :: 50mg : xmL

$125x = 250$

$x = 2\text{mL(cc)}$

c. 분수법:

$$\frac{H}{V}=\frac{D}{x}=\frac{125\text{mg}}{5\text{mL}}=\frac{50\text{mL}}{x\text{mL}}$$

(교차곱셈) $125x = 250$

$x = 2\text{mL}$

d. 차원해석법:

$$\text{mL}=\frac{5\text{mL}\times \overset{2}{\cancel{50}}\text{ mg}}{\underset{5}{\cancel{125}}\text{mg}\times 1}=\frac{10}{5}=2\text{mL}$$

Cefaclor 50mg = 2mL. 하루 4회 2mL를 투약하라.

체표면적당 소아투약량

체표면적당 소아투약량을 계산하기 위해 아이의 키와 몸무게가 필요하다. 그림 A−6−2는 유아와 어린이의 BSA 측정을 위해 사용되는 계산 도표이다. BSA를 위해 제곱근 공식이 사용될 수 있다.

$$\text{BSA}=\frac{\sqrt{\text{height in weight (lb)}}}{3131\text{(constant)}}$$

예

처방: methotrexate(Mexate) 50mg 매주. 아이 키는 54인치, 몸무게는 90lb(41kg)

아이 약복용량: 25−75mg/m^2/week

아이 키와 몸무게는 1.3m^2에서 교차한다(체표면적).

처방된 복용량은 안전한가?

표 A-6-1 근육군*에 따른 근육내주사를 위한 소아 가이드라인

	근육군에 의한 양(mL)					
	대퇴외근	대퇴직근	둔부 복면	둔부 배면	대둔근	삼각근
신생아	0.5mL	안전하지 않음	안전하지 않음	안전하지 않음	안전하지 않음	안전하지 않음
유아 1–12개월	0.5–1mL	안전하지 않음	안전하지 않음	안전하지 않음	안전하지 않음	안전하지 않음
걸음마 1–2세	0.5–2mL	0.5–1mL	안전하지 않음	안전하지 않음	안전하지 않음	0.5–1mL
학령전–소아 3–12세	2mL	2mL	0.5–3mL	0.5–2mL	0.5–2mL	0.5–1mL
창소년 12–18세	2mL	2mL	2–3mL	2–3mL	2mL	1–1.5mL

*모든 부위의 안전한 사용은 소아의 정상 근육 발달과 크기에 근거한다. 기관의 원칙과 절차를 따른다. 일부 기관에서는 둔부 배면은 금지한다. (Kee JL, Marshall SM: Clinical calculations, ed 7, St. Louis, 2013, Elsevier.)

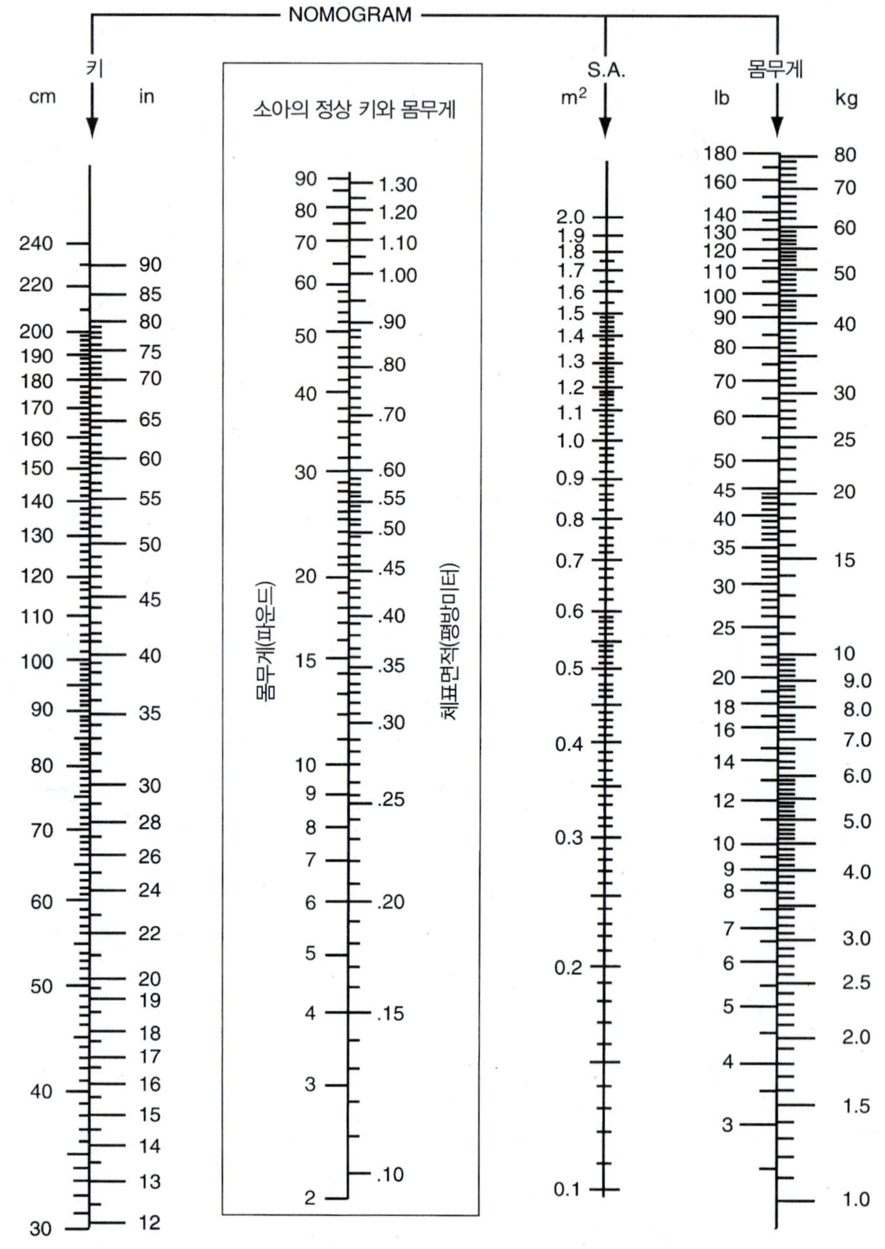

그림 A-6-2 유아와 소아의 신체 표면적의 nomogram. 방법: (1) 키를 찾고, (2) 몸무게를 찾고, (3) 키와 몸무게를 연결하는 직선을 잇는다. (4) 신체 표면적 컬럼에서 교차하는 지점을 찾는다(m^2). (출처: Deglin J, Vallerand A, Russin A: Davis's drug guide for nurses, ed. 2, Philadelphia, 1991, FA Davis; Lentner C (ed): Geigy scienctific tables, ed. 8, vol. 1, Bale, Switzerland, 1981, Ciba–Geigy, pp. 226–227, In RE Behrman, RM Kliegman, HB Jensen: Nelson textbook of pediatrics, ed. 18, Philadelphia, 2007, Sauders.)

해설

체표면적, $1.3m^2$를 최소치와 최대치 복용량으로 곱한다.

$25mg \times 1.3m^2 = 32.5mg$

$75mg \times 1.3m^2 = 97.5mg$

제곱근에 의한 체표면적: $\frac{\sqrt{54in \times 90lb}}{3131} = m^2 = 1.55$

$25mg \times 1.55m^2 = 38.5mg$

$75mg \times 1.55m^2 = 116.3mg$

복용량은 어린이의 BSA에 따르면 매개변수 내에서 안전한 것으로 간주된다.

연습문제 1

소아투약(구강)

몸무게나 체표면적을 이용하여 다음 문제를 푸시오. 약물 참고 서적에 안전용량이 주어져 있다.

1. 처방: dicloxacillin sodium 100mg 6시간마다. 아이 몸무게 55lb(25kg)
   소아의 투약 범위: 40kg 미만, 12.5–25mg/kg/day
   사용가능한 약: 5mL당 dicloxacillin 62.5mg
   a. 처방된 복용량이 안전한가? ________
   b. 각 복용량당 몇 밀리리터가 필요한가? ________
2. 처방: digoxin(Lanoxin) 35mcg/kg/부하용량, 경구투여
   아이 몸무게: 10kg
   사용가능한 약: Lanoxin 50mcg/mL(0.05mg/mL)
   a. 아이가 몇 마이크로그램 또는 몇 밀리그램을 투약받는가? ________
   b. 부하용량에 몇 밀리리터가 주어져야 하는가? ________
3. 처방: amoxicillin(Amoxil) 200mg 경구로 8시간마다. 아이 몸무게 26lb(12kg)
   아이 약복용량: 3회 분할량 20–40mg/kg/day
   사용가능한 약:

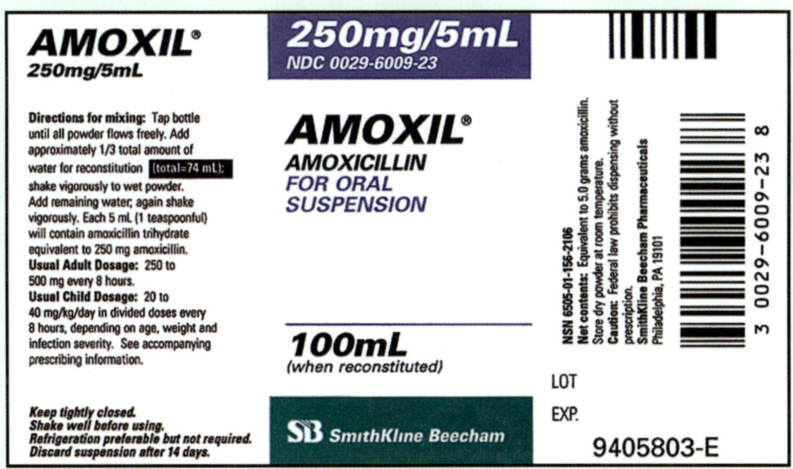

   a. 처방된 복용량이 안전한가? ________
   b. 8시간마다 몇 밀리리터를 투약하는가? ________

연습문제 1(계속)

소아투약(구강)

4. 처방: azithromycon(Zithromax) 경구. 첫 날: 10mg/kg/day; 다음 4일: 5mg/kg/day

아이 몸무게: 44lb

사용가능한 약:

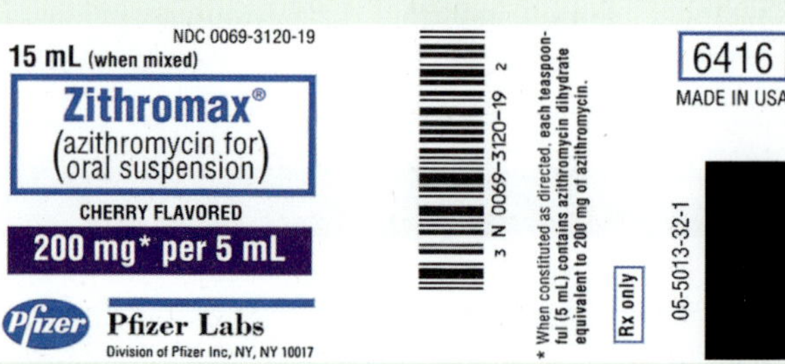

a. 아이가 몇 kg인가? _______

b. 첫 날동안 아이가 몇 밀리리터를 투약받아야 하는가? _______

c. 다음 4일 동안 매일 몇 밀리리터를 투약받게 되는가?(둘째 날에서 다섯 번째 날까지) _______

5. 처방: amoxicillin과 clavulanate potassuim (Augmentin) 100mg 경구 8시간마다

아이 몸무게: 28lb

아이 약복용량: 20–40mg/kg/day

사용가능한 약:

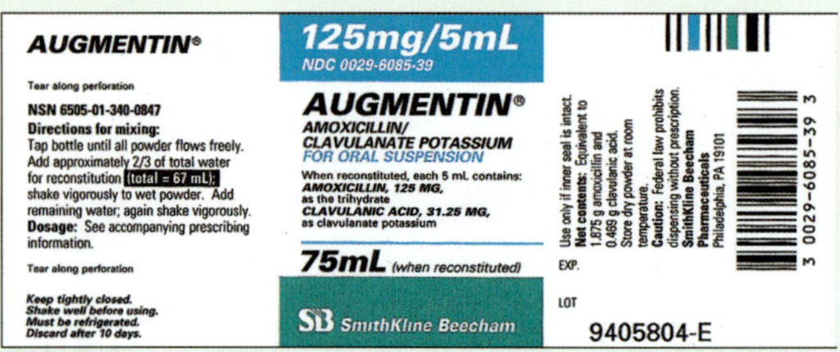

a. 처방된 복용량이 안전약품 한도 내인가? _______

b. 한 번 복용량당 아이는 몇 밀리리터를 투약받는가? _______

6. 처방: doxycycline (Vibramycin) 50mg 경구 12시간마다

아이 나이와 몸무게: 10살, 88lb

아이 약복용량: 1–2회 복용 2.2–4.4mg/kg/day

사용가능한 약:

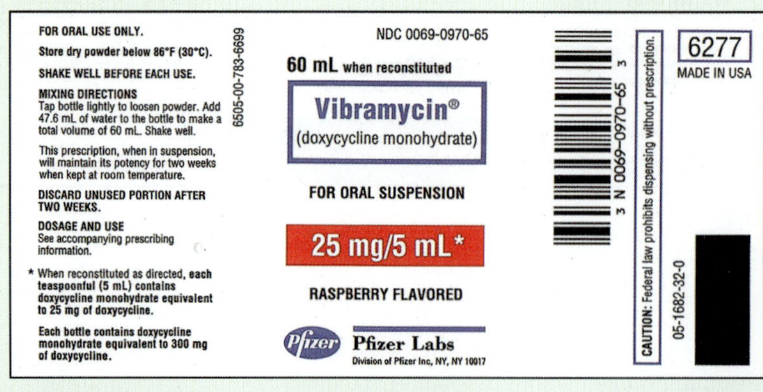

a. 아이의 복용한계 범위는 어떻게 되는가? _______

b. 처방된 복용량이 안전약품 한도 내인가? _______

c. 각 복용량당 몇 밀리리터가 필요한가? _______

연습문제 1(계속)

소아투약(구강)

7. 처방: penicillin V potassium (Veetids) 400,000units, 경구, 6시간마다

   아이 몸무게: 55lb

   아이 약복용량: 3–6회 분할량 25,000–90,000units/kg/day

   사용가능한 약:

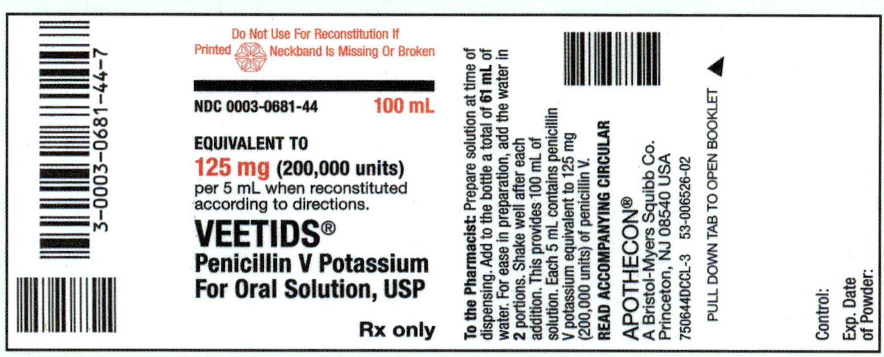

   a. 아이는 몇 kg인가? _______

   b. 처방된 복용량이 안전약물 한도 내인가? _______

   c. 한 번 복용에 penicillin V 몇 밀리리터가 투약되는가? _______

8. 처방: vinblastne (Velsar)

   아이 BSA: 1.2 ㎡

   아이 약복용량: 2.5mg/㎡

   아이는 몇 밀리그램을 투약받는가? _______

소아의 주사투약량 계산

아이의 구강 복용량 계산을 위해 사용된 방법이 똑같이 주사투약량 계산에도 쓰인다. BW(kg)과 BSA(m^2)로 계산된다. BSA의 도표를 사용하라.

연습문제 2

소아 주사투약

다음 약물 문제를 풀고, 약물용량이 안전약물 한도 내에 있는지의 여부를 표시하시오.

1. 처방: tobramycin (Nebcin) 10mg 근육주사 8시간마다

   아이 몸무게: 10kg

   아이 약투여량: 3회 분할량 3mg/kg/day

사용가능한 약:

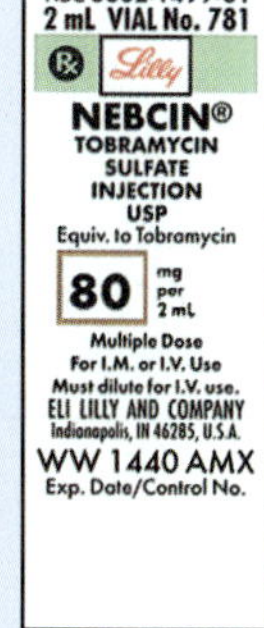

연습문제 2(계속)

소아 주사투약

a. 처방된 투여량이 안전약물 한도 내인가? _______

b. 한 번 투여당 아이는 몇 밀리리터를 투약받는가? _______

2. 처방: promethazine (Phenergan) 20mg 근육주사 6시간마다

아이 몸무게: 45kg

아이 약투여량: 0.25–0.5mg/kg/dose; 4–6시간마다 반복

사용가능한 약: Phenergan 26mg/mL

a. 처방된 투여량이 안전약물 한도 내인가? _______

b. 한 번 투여당 아이는 몇 밀리리터를 투약받는가? _______

3. 처방: naloxone 0.2mg 근육주사, 즉시

아이 몸무게: 44 pounds

아이 약투여량: 0.01mg/kg

사용가능한 약:

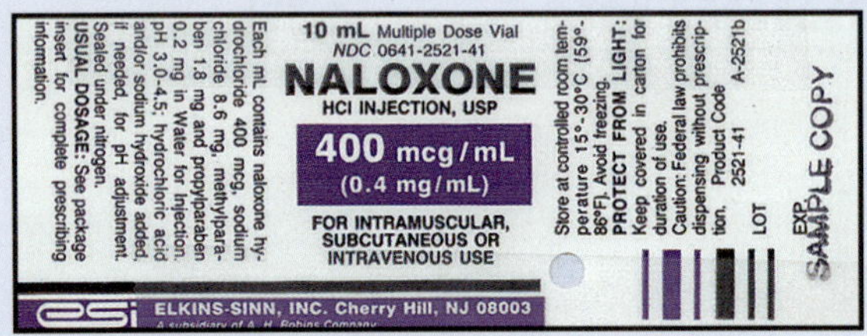

a. 아이는 몇 킬로그램인가? _______

b. 처방된 투여량이 안전약물 한도 내인가? _______

c. 아이는 몇 밀리리터를 투약받는가? _______

4. 처방: nafcillin sodium 200mg 근육주사 6시간마다

아이 몸무게: 10kg

아이 약투여량: 분할량 100–300mg/kg/day

사용가능한 약: 1.8mL 희석액 = 2mL

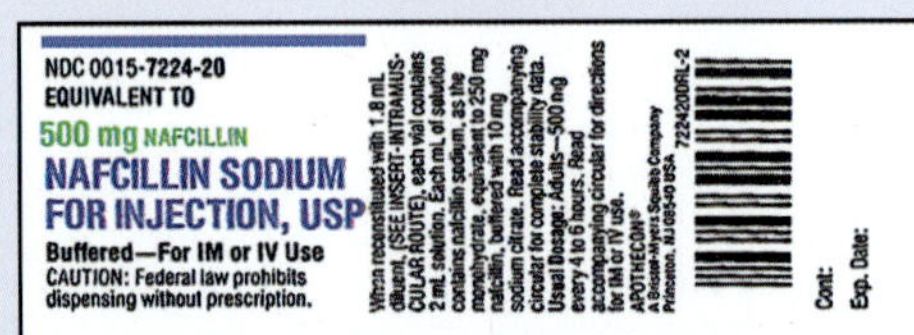

a. 하루에 아이는 몇 밀리그램을 투약받는가? _______

b. 처방된 투여량이 안전약물 한도 내인가? _______

c. 한 번 투여당 아이는 몇 밀리리터를 투약받는가? _______

5. 처방: 신생아에게 AquaMEPHYTON (vitamin K) 0.5mg을 출산 즉시 투여

사용가능한 약:

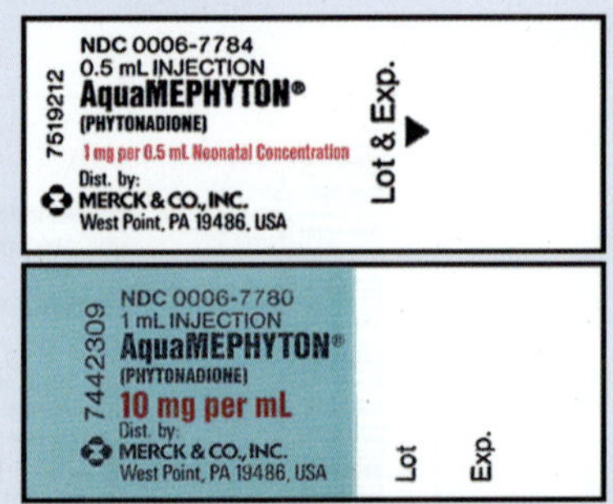

a. 어느 AquaMEPHYTON 용기가 선택되어야 하는가? _______

b. 신생하는 몇 밀리리터를 투여받는가? _______

6. 처방: cefazolin (Ancef) 125mg 즉시 6시간마다 아이 몸무게 22kg

아이 약투여량: 3–4회 분할량 25–50mg/kg/day(100mg/kg/day까지)

사용가능한 약:

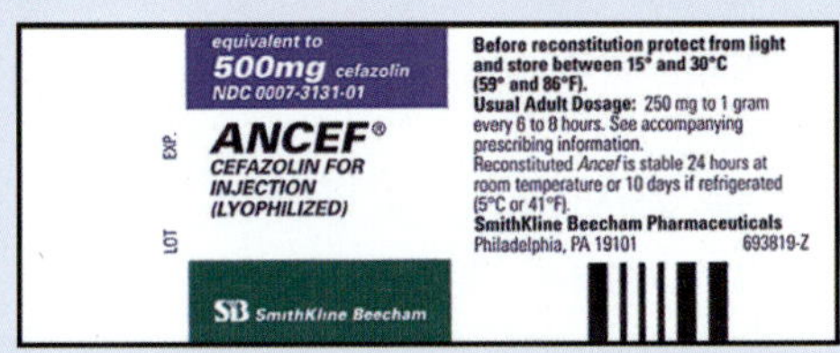

a. 하루에 아이는 몇 밀리그램을 투여받는가? _______

b. 처방된 투여량이 안전약물 한도 내인가? _______

c. 약품 라벨은 Ancef 분말에 들어갈 희석액의 양을 알려주지 않는다. 팜플렛 삽입물을 확인한다. 희석액 3.4mL를 첨가하면 이것은 4mL의 약품 용액에 해당한다.

d. 한 번 투여당 cefazolin 몇 밀리리터를 투여받는가? _______

7. 처방: hydroxyzine (Vistaril) 50mg 근육주사

아이의 키는 47인치이며, 몸무게는 45lb.

아이 약투여량: 30mg/m²

사용가능한 약: Vistaril 25mg/mL

a. 처방된 투여량이 안전약물 한도 내인가? _______

8. 처방: methotrexate (Mexate) 50mg 근육주사 매주

아이의 키는 56인치이며, 몸무게는 100lb

아이 약투여량: 25–75mg/m²/wk

사용가능한 약: methotrexate 2.5mg/mL; 25mg/mL; 100mg/mL

a. 처방된 투여량이 안전약물 한도 내인가? _______

b. 어느 methotrexate가 선택되는가? _______

연습 문제 정답

1 기본 공식, 비율 및 비례법, 차원해석법을 사용한 소아투약(구강)

1. a. 소아 몸무게: 25kg(55lb ÷ 2.2 = 25kg)

   약품 한도:

   12.5mg×25kg = 312.5mg/day

   25mg×25kg = 625mg/day

   복용량: 100mg×하루 4회(q6h) = 400mg/day

   복용량은 안전약물 한도 내에 있다.

   b. 기본 공식: $\frac{D}{H} \times V = \frac{100}{62.5} \times 5mL = \frac{500}{62.5} \times 8mL$

   비율 및 비례법: H : V :: D : x

   62.5mg : 5mL :: 100mg : xmL

   62.5x = 500

   x = dicloxacillin 8mL

2. 소아 복용량:

   a. 35mcg×10kg = 350mcg 또는 0.35mg

   350mcg = 0.350mg

   b. 기본 공식: $\frac{D}{H} \times V = \frac{350\ \text{mcg}}{50\ \text{mcg}} \times 1mL = 7mL$ 부하용량

   또는

   기본 공식: $\frac{0.35mg}{0.05mg} \times 1mL = 7mL$ 부하용량

3. 약품 한도:

   20mg×12kg = 240mg/day

   40mg×12kg = 480mg/day

   복용 처방: 200mg×3(8시간마다) = 600mg/day

   복용량은 안전약물 한도 내에 있지 않다. 복용이 약품 한도를 넘는다. 약품을 주지 말라. 의료진에게 사실을 알려야 한다.

4. a. 20kg

   b. 첫 날: 100mg×20kg = 200mg

   기본 공식: $\frac{D}{H} \times V = \frac{200mg}{200mg} \times 5mL = 5mL$

   또는

   비율 및 비례법: H : V :: D : x

   200mg : 5mL :: 200mg : x

   200x = 1000

   x = 5mL

   또는

   차원해석법: $mL = \frac{5mL \times 20mg}{200mg \times 1} = 5mL$

   첫 날 5mL를 복용.

   c. 둘째 날–다섯째 날(다음 4일)

   5mg×20kg = 100mg

   하루에 2.5mL 복용. 같은 해답이 기본 공식, 비율 및 비례법, 차원해석법에 의해 풀이된다.

5. a. 약품 한도: (28lb ÷ 2.2 = 12.7kg)

   20mg×12.7kg = 254mg/day

   40mg×12.7kg = 508mg/day

   복용 처방: 100mg×3(8시간마다) = 300mg/day

   복용은 안전약물 한도 내에 있다.

   b. Augmentin 4mL

6. a. 약품 한도: 88mg–176mg/day

   b. 복용은 안전약물 한도 내에 있다.

   c. 분수법: $\frac{H}{V} = \frac{D}{x}$ $\frac{25mg}{5mL} = \frac{50mL}{x}$ = Vibramycin 복용당 10mL

   (교차 곱셈) 25x = 250

   x = 10mL

7. a. 아이 몸무게: 55lb ÷ 2.2 = 25kg

   b. 25,000units×25 = 625,000units

   90,000units×25 = 2,250,000units

   400,000units을 받는 아이×4(6시간마다)

   = 하루에 1,600,000units

   c. 기본 공식: $\frac{D}{H} \times V = \frac{40}{20} \times 5 = \frac{200}{20}$ = 복용당 Veetids 10mL

8. 복용량: 2.5mg×1.2 m^2 = 3mg

   3mg vinblastine 투여.

2 소아 주사투약

1. a. Tobramycin 한도: 3mg/kg/day×10kg = 3회 분할량 30mg/day
   약 처방: 10mg×3(8시간마다) = 30mg/day
   투약량은 안전약물 한도 내에 있다.
   b. 10mg = 1mL/dose
   아이는 투약당 1mL를 맞는다.
2. a. Phenergan 한도 :
   0.25mg/kg/dose×45kg = 11.25mg/dose
   0.50mg/kg/dose×45kg = 22.5mg/dose
   약 처방: 투약당 Phenergan 20mg 근육주사
   투약량은 안전약물 한도 내에 있다.
   b. Phenergan 20mg = 0.8mL
3. a. 아이 몸무게: 44lbs ÷ 2.2 = 20kg
   b. 0.01mg×20kg = 0.2mg
   투약량은 안전약물 한도 내에 있다.
   c. 비율 및 비례법: H : V :: D : x
   0.4mg : 1mL :: 0.2mg : x
   $0.4x = 0.2$
   $x = ½$ 혹은 0.5mL의 naloxone
4. a. 200mg×4(6시간마다) = 800mg/day
   b. 하루 투약량은 안전하지만 치료상의 범위에는 들지 않는다. 의료인에게 알려야 한다.
   100mg×10kg = 1000mg
   300mg×10kg = 3000mg
   비율 및 비례법: H : V :: D : x
   500 : 2 :: 200 : x
   $500x = 400$
   $x = 0.8$mL
   Nafcillin 200mg = 투약당 0.8mL
5. a. 우선선택은 AquaMEPHYTON 1mg = 0.5mL
   b. $\frac{D}{H}\times V = \frac{0.5\cancel{mg}}{1.0\cancel{mg}}\times 0.5mL = \frac{0.25}{1.0} = 0.25mL$
   AquaMEPHYTON 1mg = 0.5mL
   c. $\frac{D}{H}\times V = \frac{0.5\cancel{mg}}{10\cancel{mg}}\times 1mL = \frac{0.5}{10} = 0.05mL$
   AquaMEPHYTON 1mg = 0.5mL이므로 0.25mL 투약(tuberculin 주사기 사용)
   AquaMEPHYTON 10mg = 1mL 이므로 0.05mL 투약(tuberculin 주사기 사용하라. 그렇지 않으면 이 적은 양을 투약하기는 어려울 수 있다.)
6. a. 125mg×4(6시간마다) = 500mg
   b. 약품 한도: 22kg 25mg/kg/day = 550mg
   22kg×50mg/kg/day = 1100mg
   22kg×100mg/kg/day = 2200mg 최대치(범위: 550–220mg)
   하루 투약량은 제시된 아동 약 투약 범위 아래이다. 간호사는 의료진에게 알려야 한다. 하루 투약량이 증가될 필요가 있을 수 있다.
   c. 3.4mL 희석액 추가는 4mL 약품 용액을 만들어낸다.
   d. 차원해석법: $mL = \frac{4mL \times \cancel{125mg}}{\cancel{500mg}\times 1} = 1mL$
   투약당 cefazolin(Ancef) 1mL를 준다.
7. 키와 몸무게가 0.82 m^2에서 교차한다.
   Hydroxyzine 한도: 30mg/m^2×0.82 m^2 = 24.6mg 즉 25mg
   약 처방: hydroxyzine 50mg 근육주사
   투약량은 안전약물 한도 내에 있지 않다. 투약량은 약품 한도를 초과하므로 약품을 투약하지 말라. 의료진에게 알려야 한다.
8. 키와 몸무게가 1.38m^2에서 교차한다.
   Methotrexate 한도:
   25mg/m^2/wk×1.38 m^2 = 34.5mg/wk
   75mg/m^2/wk×1.38 m^2 = 103.5mg/wk
   약 처방: Methotrexate 50mg/wk 근육주사
   (1) 만약 methotrexate 25mg/mL가 사용된다면 2mL(50mg)를 투약 또는 (2) methotrexate 100mg/mL가 사용되면 0.5mL를 투약한다. 용액의 양 때문에 100mg/mL 용액 0.5mL를 투약하는 것이 더 바람직하다.

부록 B

치료약물농도 감시*

일부 선택된 약물들은 혈청과 소변에 의해 모니터링됨으로써 치료약물효과를 취하고 유지하며 약물독성을 예방하게 된다. 효과적 농도와 독성 농도 간의 차이, 즉 치료창이 넓은 약물은 모니터링이 항상 필요하지 않다. 약물 모니터링은 약물농도와 반응의 상관관계를 유지하는 것이 중요한데, 특히 digoxin 및 lithium과 같은 혈청약물창이 좁은 약물들은 더욱 필요하다. 치료약물농도 감시(TDM)는 약물농도를 체크하고, 치료농도를 유지하기 위한 과정이다. 모든 약물들이 그들 혈액농도만으로 용량을 조절하고 모니터링하지는 않는다.

약물농도는 환자에게서 약물의 항정상태가 취해진 이후에 최대농도 도달시간과 최저농도시간에 획득한다. 만약 약물이 짧은 작용 반감기를 가진다면 4−5회의 반감기를 지난 다음에 항정사태에 도달하게 되고, 짧은 반감기를 가질 경우에 더욱 빨리 도달할 수 있다. 일단 항정상태에 이르면 약물 혈청농도는 최대농도에서 그리고 최저/잔여 농도에서 결정된다. 만약 최저 혹은 잔여 농도가 높은 치료지점에서 이루어지면 독성이 일어날 수 있다. 조심스러운 조사를 이화학적 그리고 검사실 수단을 통해 이루어져야 한다.

TDM은 다음 사항에서 요구된다.

- 좁은 치료범위를 가진 약
- 혈약 측정과 같은 다른 수단으로 약물을 효과적으로 모니터링하기 힘들 때
- 적절한 혈액농도에 도달했는지 결정하기 위해
- 약물치료에 대한 환자의 순응도를 평가하기 위해
- 다른 약물로 인해 혈청농도가 증가하거나 감소하여 약물의 독성이 야기되거나 치료효과가 사라지는지의 여부를 결정하기 위해
- 약물용량을 바꿀 때 새로운 혈청약물농도를 확립하기 위해

TDM을 필요로 하는 약물군으로는 진통제, 항생제, 항경련제, 항암제, 기관지확장제, 심장약물, 저혈당 약물, 진정제 그리고 정온제 등을 포함한다. 효과적인 TDM을 이루기 위해 이래 정보를 가지고 검사들이 제공되어야 한다. 약물명과 일일 투여용량, 시간 그리고 최종약물투여량, 채혈시간, 약물투여경로 그리고 환자 나이. 완전한 정보 없이는 혈청약물 보고는 올바르지 않을 수 있다.

HIV 약물은 기본적으로 환자의 바이러스 부하(load) 혹은 CD4 수치에 근거하여 결정한다. 이들 다수의 약물의 신장과 간손상 때문에 농도를 조절할 필요가 있다.

* Ronald J. Lefever, RPh, Lead Pharmacist, VCU Medical Center, Richmond, Virginia에 의해 수정됨

약물	치료범위	최고농도 도달시간	독성 농도
acetaminophen(Tylenol)	10–20mcg/mL	1–2.5h	>50mcg/mL Hepatotoxicity: >200mcg/mL
acetohexamide(Dymelor)	20–70mcg/mL(dosed according to blood glucose levels)	2–4h	>75mcg/mL
alcohol	Negative		Mild toxic: 150mg/dL Marked toxic: >250mg/dL
alprazolam(Xanax)	10–50ng/mL	1–2h	>75ng/mL
amikacin(Amikin)	최대: 20–30mcg/mL 최저: <10mcg/mL	Intravenously: 0.5h Intramuscular: 0.5–1.5h	최대: >35mcg/mL 최저: >10mcg/mL
aminocaproic acid(Amicar)	100–400mcg/mL	1h	>400mcg/mL
aminophylline(see theophylline)			
amiodarone(Cordarone)	0.5–2.5mcg/mL	2–10h	>2.5mcg/mL
amitriptyline(Elavil) + nortriptyline(parent and active metabolite)	110–225ng/mL	2–4h(and up to 12h)	>500ng/mL
amobarbital(Amytal)	1–5mcg/mL	2h	>15mcg/mL Severe toxicity: >30mcg/mL
amoxapine	20–100ng/mL	2.5h; steady state 2–7d	>100ng/mL
amphetamine: serum: urine	20–30ng/mL	Detectable in urine after 3h; positive for 24–48h	0.2mcg/mL >30mcg/mL (urine)
aspirin(see salicylates)			
atenolol(Tenormin)	200–500ng/mL	2–4h	>500ng/mL
beta carotene	48–200mcg/dL	Several weeks	>300mcg/dL
bromide	20–80mg/dL		>100mg/dL
butabarbital(Butisol)	1–2mcg/mL	3–4h	>10mcg/mL
butalbital	10–20mcg/mL		>40mcg/mL
caffeine	Adult: 3–15mcg/mL Infant: 8–20mcg/mL	0.5–1h	>50mcg/mL
carbamazepine(Tegretol)	4–12mcg/mL	6h(range 2–24h)	>9–15mcg/mL
chloral hydrate	2–12mcg/mL	1–2h	>20mcg/mL
chloramphenicol(Chloromycetin)	10–20mg/L		>25mg/L
chlordiazepoxide(Librium)	1–5mcg/mL	2–3h	>5mcg/mL
chlorpromazine(Thorazine)	50–300ng/mL	2–4h	>750ng/mL
chlorpropamide(Diabinese)	75–250mcg/mL(Diabinese)	3–6h	>250–750mcg/mL
clonidine(Catapres)	0.2–2ng/mL(hypotensive effect)	2–5h	>2ng/mL
clorazepate(Tranxene)	0.12–1mcg/mL	1–2h	>1mcg/mL
cimetidine(Tagamet)	최저: 0.5–1.2mcg/mL	1–1.5h	최저: >1.5mcg/mL
clonazepam(Klonopin)	10–60ng/mL	2h	>80ng/mL
codeine	10–100ng/mL	1–2h	>200ng/mL
cyclosporine	100–300ng/mL	3–4h	>400ng/mL
dantrolene(Dantrium)	1–3mcg/mL	5h	>5mcg/mL

약물	치료범위	최고농도 도달시간	독성 농도
desipramine(Norpramin)	125–300ng/mL	4–6h	>500ng/mL
diazepam(Valium)	0.5–2mg/L 400–600ng/mL therapeutic	1–2h	>3mg/L >3,000ng/mL
digitoxin(rarely administered)	10–25ng/mL	Noticeable: 2–4h 최대: 12–24h	>30ng/mL
digoxin	0.5–2ng/mL	PO: 6–8h IV: 1.5–2h	2–3ng/mL
Dilantin(see phenytoin)			
diltiazem(Cardizem)	50–200ng/mL	2–3h	>200ng/mL
disopyramide(Norpace)	2–4mcg/mL	2h	>4mcg/mL
doxepin(Sinequan)	150–300ng/mL	2–4h	>500ng/mL
ethosuximide(Zarontin)	40–100mcg/mL	2–4h	>150mcg/mL
flecainide(Tambocor)	0.2–1mcg/mL	3h	>1mcg/mL
5–flucytosine	최대: 100mcg/mL 최저: 50mcg/mL		최대: >125mcg/mL 최저: >125mcg/mL
fluoride			>15 μmol/L
fluoxetine	90–300ng/mL	2–4h	>500ng/mL
flurazepam(Dalmane)	20–110ng/mL	0.5–1h	>1500ng/mL
folate	>3.5mcg/mL	1h	
gentamicin(Garamycin)	최대: 6–12mcg/mL 최저: <2mcg/mL	IV: 15–30min	최대: >12mcg/mL 최저: >2mcg/mL
haloperidol(Haldol)	5–15ng/mL	2–6h	>50ng/mL
hydrocortisone	135–637 nmol/L at 8 AM	1–2h(PO)	>700 nmol/L at 8 AM
hydromorphone(Dilaudid)	1–30ng/mL	0.5–1.5h	>100ng/mL
ibuprofen(e.g., Motrin)	10–50mcg/mL	1–2h	>100mcg/mL
imipramine(Tofranil) + desipramine(parent and active metabolite)	200–350ng/mL	PO: 1–2h IM: 30min	>500ng/mL
isoniazid(INH, Nydrazid)	1–7mcg/mL(dose usually adjusted based on liver function tests)	1–2h	>20mcg/mL
kanamycin(Kantrex)	최대: 15–30mcg/mL	PO: 1–2h IM: 0.5–1h	최대: >35mcg/mL 최저: >10mcg/mL
lead	<20mcg/dL Urine: <80mcg/24h		>80mcg/dL Urine: >125mcg/24h
lidocaine(Xylocaine)	1.5–5mcg/mL	IV: 10min	>6mcg/mL
lithium	0.8–1.2mEq/L	0.5–4h	>1.5mEq/L
lorazepam(Ativan)	50–240ng/mL	1–3h	>300ng/mL
meperidine(Demerol)	0.4–0.7mcg/mL	2–4h	>1mcg/mL
meprobamate(Equanil, Miltown)	15–25mcg/mL	2h	>50mcg/mL
methadone(Dolophine)	100–400ng/mL	0.5–1h	>2000ng/mL 혹은 >0.2mcg/mL
methaqualone	1–5mcg/mL		>10mcg/mL
methotrexate	<0.1mmol/L after 48h	1–2h	1×10^6 at 48h
methsuximide	<1mcg/mL	1–4h	>40mcg/mL

약물	치료범위	최고농도 도달시간	독성 농도
methyldopa(Aldomet)	1–5mcg/mL	3–6h	>7mcg/mL
methylprednisolone(Depo–Medol)	135–637 nmol/L at 8 AM	PO: 1–2h IM: 4–8d	>700 nmol/L at 8 AM
methyprylon(Noludar)	8–10mcg/mL	1–2h	>50mcg/mL
metoprolol(Lopressor)	75–200ng/mL	2–4h	>225ng/mL
mexiletine(Mexitil)	<0.5–2mcg/mL	2–3h	>2mcg/mL
morphine	10–80ng/mL	IV: Immediately IM: 0.5–1h subQ: 1–1.5h	>200ng/mL
netilmicin(Netromycin)	최대: 0.5–10mcg/mL 최저: <4mcg/mL	IV: 30min	최대: >16mcg/mL 최저: >4mcg/mL
nifedipine(Procardia)	50–100ng/mL	0.5–2h	>100ng/mL
nortriptyline(Aventyl)	50–150ng/mL	8h	>200ng/mL
oxazepam(Serax)	0.2–1.4mcg/mL	1–2h	
oxycodone(Percodan)	10–100ng/mL	0.5–1h	>200ng/mL
pentazocine(Talwin)	0.05–0.2mcg/mL	1–2h	>1mcg/mL Urine: >3mcg/mL
pentobarbital(Nembutal)	1–5mcg/mL	0.5–1h	>10mcg/mL Severe toxicity: >30mcg/mL
phenmetrazine(Preludin)	5–30mcg/mL(urine)	2h	>50mcg/mL(urine)
phenobarbital(Luminal)	15–40mcg/mL	6–18h	>40mcg/mL Severe toxicity: >80mcg/mL
phenytoin(Dilantin)	10–20mcg/mL	4–8h	>20–30mcg/mL Severe toxicity: >40mcg/mL
pindolol(Visken)	0.5–6ng/mL	2–4h	>10ng/mL
primidone(Mysoline)	5–12mcg/mL	2–4h	>12–15mcg/mL
procainamide(Pronestyl)	4–10mcg/mL	1h	>10mcg/mL
procaine(Novocain)	<11mcg/mL	10–30min	>20mcg/mL
prochlorperazine(Compazine)	50–300ng/mL	2–4h	>1,000ng/mL
propoxyphene(Darvon)	0.1–0.4mcg/mL	2–3h	>0.5mcg/mL
propranolol(Inderal)	>100ng/mL	1–2h	>150ng/mL
protriptyline(Vivactil)	50–150ng/mL	8–12h	>200ng/mL
quinidine	2–5mcg/mL	1–3h	>6mcg/mL
ranitidine(Zantac)	100ng/mL	2–3h	>100ng/mL
reserpine(Serpasil)	20ng/mL	2–4h	>20ng/mL
salicylates(aspirin)	10–30mg/dL	1–2h	Tinnitus: 20–40mg/mL Hyperventilation: >35mg/dL Severe toxicity: >50mg/dL

약물	치료범위	최고농도 도달시간	독성 농도
secobarbital(Seconal)	2–5mcg/mL	1h	>15mcg/mL Severe toxicity: >30mcg/mL
streptomycin	최대: 5–20mcg/mL 최저: <5mcg/mL		최대: >40mcg/mL 최저: >40mcg/mL
sulfadiazine	100–120mcg/mL		>300mcg/mL
sulfamethoxazole	90–100mcg/mL		>300mcg/mL
sulfapyridine	75–90mcg/mL		>300mcg/mL
sulfisoxazole	90–100mcg/mL		>300mcg/mL
theophylline(Theo-Dur)	10–20mcg/mL	PO: 2–3h IV: 15min(depends on smoking or non-smoking)	>20mcg/mL
thiocyanate	4–20mcg/mL		>60mcg/mL
thioridazine(Mellaril)	100–600ng/mL 1–1.5mcg/mL	2–4h	>2000ng/mL >10mcg/mL
timolol(Blocadren)	3–55ng/mL	1–2h	>60ng/mL
tobramycin(Nebcin)	최대: 5–10mcg/mL 최저: 1–1.5mcg/mL	IV: 15–30min IM: 0.5–1.5h	최대: >12mcg/mL 최저: >2mcg/mL
tocainide(Tonocard)	4–10mcg/mL	0.5–3h	>12mcg/mL
tolbutamide(Orinase)	80–240mcg/mL	3–5h	>640mcg/mL
trazodone(Desyrel)	500–2,500ng/mL	1–2wk	>4,000ng/mL
triamcinolone(Aristocort, Kenalog)	135–637 nmol/L at 8 AM	1–2h(PO/IM)	>700 nmol/L at 8 AM
trifluoperazine(Stelazine)	50–300ng/mL	2–4h	>1,000ng/mL
trimethoprim/sulfamethoxazole(TMP/SMX)	최대: trimethoprim: >5mcg/mL 최대: sulfamethoxazole: >100mcg/mL		
valproic acid(Depakene)	50–100mcg/mL	0.5–1.5h	>100mcg/mL Severe toxicity: >150mcg/mL
vancomycin(Vancocin)	최대: 20–40mcg/mL 최저: 5–10mcg/mL	IV: 최대: 5min IV: 최저: 12h	최대: >80mcg/mL
verapamil(Calan)	100–300ng/mL	PO: 1–2h IV: 5min	>500ng/mL
warfarin(Coumadin)	1–10mcg/mL(용량 조절 기준 PT 1–2.5 대조) 혹은 INR: 2–3	1.5–3d	>10mcg/mL INR: >4

d, Day; h, hour; min, minute; wk, week; >, greater than; <, less than

HIV 약물

약물	최고농도 도달시간 (TMAX)	제거반감기	NEW TO TDM	고려사항
Nucleoside/Nucleotide Reverse Transcriptase Inhibitors(NRTIs)				
abacavir(Ziagen)	0.7–1.7h	1.5h		간손상에 따른 약용량
abacavir + lamivudine + zidovudine(Trizivir)	각 약물을 참고	각 약물을 참고		
didanosine(Videx)	0.25–1.5h	1.5h		
emtricitabine(Emtriva)	1–2h	10h	Y	
emtricitabine + Tenofovir (Truvada)	1–2h	10–17h	Y	
lamivudine(Epivir)	0.9–3.2h	5–7h		신장손상에 따른 약용량 조절 추천됨
lamivudine + abacavir (Epzicom)	각 약물을 참고	1.5–7h	Y	Abacavir: t½: 1.5h; lamivudine: t½: 5–7h 간손상에 따른 약용량
lamivudine + zidovudine (Combivir)	각 약물을 참고		Y	
stavudine(Zerit)	1–1.5h	1.5h(8h with renal impairment)		
tenofovir(Viread)	1h	17h	Y	신장손상에 따른 약용량 조절 추천됨
zidovudine(Retrovir)	0.5–1.5h	1h(1.4–2.9h with renal impairment)		
Non–Nucleoside Reverse Transcriptase Inhibitors (NNRTIs)				
delavirdine(Rescriptor)	1h	2–11h	Y	
etravirine(Intelence)	2.5–4h	41h	Y	NRTI와 일차선택 NNRTI(delavirdine, efavirenz 혹은 nevirapine) 경험 혹은 금기임. 바이러스 부하가 검출되거나 현재 요법에 견디기 힘들 때
efavirenz(Sustiva)	3–5h	40–55h		
nevirapine(Viramune)	4h	25–30h		
Multiclass Combination Agents				
efavirenz + emtricitabine + tenofovir(Atripla)	각 약물을 참고	각 약물을 참고	Y	
Protease Inhibitors (PIs)				
atazanavir(Reyataz)	2.5h	7h	Y	
darunavir(Prezista)	2.5–4h	15h	Y	ritonavir와 병용 시에 제거 반감기.
fosamprenavir(Lexiva)	1.5–4h	7.7h	Y	
indinavir(Crixivan)	0.8h	2h(3h, 간기능 저하시)		
lopinavir + ritonavir(Kaletra)	4h	5–6h		
ritonavir(Norvir)	2–4h	3–5h		
tipranavir(Aptivus)	2.9–3h	5.5–6h	Y	여성 및 남성, 각각
maraviroc(Selzentry)	0.5–4h	14–18h	Y	NRTI와 NNRTI 경험 혹은 금기시되며, 1가지 이상의 PIs 혹은 raltegravir 전에 쓰든지 혹은 현재 요법에 견디기 힘들 때
Integrase Inhibitor				
raltegravir(Isentress)	3h	9h	Y	

h, 시간; *t½*, 반감기.

부록 C

생물학 테러에 사용되는 무기의 예

이 정보에 대한 업데이트는 다음 온라인 자원을 참조하기 바란다.

- Centers for Disease Control and Prevention(CDC):
  www.bt.cdc.gov/agent/agentlist.asp
- Journal of the American Medical Association(JAMA):
  www.jama.ama-assn.org/cgi/collection/bioterrorism
- U.S. Food and Drug Administration(FDA):
  www.fda.gov/oc/opacom/hottopics/bioterrorism.html

원인균/인자	전이/임상양상	약물치료/고려사항
세균 및 바이러스		
Anthrax, pulmonary/*Bacillus anthracis*	Inhalation of spores; incubation up to 60d Initially ILS: fever, malaise, fatigue, nonproductive cough, chest discomfort. Later,(2 to 3d) severe respiratory distress, stridor, cyanosis, septicemia, increased fever, and hemorrhagic meningitis	Early treatment with antibiotics IMPORTANT; IV route preferred; ciprofloxacin and doxycycline drugs of choice; PLUS use of additional antibiotics to avoid drug resistance in both adults and children; duration for IV and PO 60d. Low morbidity when treated early; with onset of respiratory distress, morbidity near 100%. Recombinant vaccine in development
Anthrax, cutaneous/*Bacillus anthracis*	Spores enter through nonintact skin; incubation up to 60d; papule becomes fluid-filled vesicle that dries and forms dark eschar	Ciprofloxacin or doxycycline PO for 7 to 10d; with systemic symptoms or risk of inhalation, treat as above. Morbidity up to 24% if untreated; treated <1%. Goal: prevention of systemic complications
Smallpox/variola virus	Respiratory droplets and pustule drainage; incubation 12 to 14d; prodrome 2 to 4d of ILS; papular rash that becomes deep vesicles, then scabs; mostly face and extremities; does involve palms and soles	Supportive; research continues on new antivirals(e.g., cidofovir); proven treatment unknown. Treat corneal lesions with idoxuridine; vaccinate patient, all contacts, and health care workers in facility. Antibiotics forsecondary infections. Morbidity: 30% likely; in rare hemorrhagic form: up to 90%. For terrorist attack: Follow with vaccination prophylaxis.
Plague, pneumonic/*Yersinia pestis*	Inhaled droplets; incubation: 2 to 3d; begins as ILS; rapid 24-h progression to severe pneumonia, hemoptysis, and then respiratory distress and failure. Can be transmitted by coughing	Antibiotics of choice are streptomycin and gentamicin. In mass casualty environment, PO administration is more usual with doxycycline or ciprofloxacin. No vaccine available. Morbidity 100% if untreated
Tularemia/*Francisella tularensis*/"rabbit fever"	Inhaled or through skin; incubation 2 to 5d(up to 14d); begins as ILS; progresses over days to pneumonia with dyspnea and hilar adenopathy. Not transmitted person to person	Antibiotics of choice: IV streptomycin or gentamicin; po doxycycline or ciprofloxacin in mass breakout. Morbidity <5%
Viral hemorrhagic fevers; Ebola	Blood orsecretions; incubation 2 to 10d; prodrome of ILS; bleeding day 3; desquamation day 5; progresses rapidly to multisystem organ failure and delirium	Supportive care; transfusions and fresh frozen plasma; dialysis
생물독소		
Botulinum/*Clostridium botulinum*	Inhaled; incubation of 24 to 72h; symmetric descending flaccid paralysis; eyes, bulbar muscles, then respiratory and skeletal effects	Supportive; antitoxin(from Centers for Disease Control and Prevention or Public Health) may decrease progress; BabyBIG for children <1 year. No antibiotics. Morbidity uncertain; long recovery

원인균/인자	전이/임상양상	약물치료/고려사항
Ricin/*Ricinus communis*	Inhalation: onset within hours; coughing, chest tightness, dyspnea, nausea, and muscle ache. Later, edematous airway; cyanosis and death may follow Ingested: GI hemorrhage, vomiting, and diarrhea. Later, liver and kidney failure; may die within 10 to 12d Injection: severe symptoms and death; route unlikely to terrorists	Supportive; no antidote for ricin. Vaccine in development
화학 무기		
Nerve agents(e.g., Sarin, VX, GA, GB)	Absorbed through skin and mucous membranes and inhaled; onset rapid when inhaled; skin or mucous membrane onset 30min to 18h. Early signs: eye pain, rhinorrhea, and local sweating if droplet. Classic toxidrome: diarrhea, urination, miosis, bronchospasm, bronchorrhea, bradycardia, emesis, lacrimation, and salivation	Mechanical ventilation support with oxygen. Atropine IV or IM in high doses: 2mg q3–5min; pralidoxime chloride(2–PAM) 1 to 2g IV over 30 to 60min; may need drip of 500mg over 24h; valium or Versed PRN for seizures; homatropine for ciliary spasm. Morbidity potentially high, depending on concentration and duration of exposure
Chlorine or phosgene	Inhaled, mucous membranes, and eyes; rapid irritant effects; pulmonary effects(distress and edema) may be seen in 6 to 24h	Humidified oxygen; bronchodilators; ventilatory support with PEEP for ARDS; monitor for 24h if suspected significant exposure. Morbidity depends on exposure level; phosgene higher than chlorine
Sulfur mustard(Mustard gas)	Mainly absorbed through skin; can affect airway, eyes, GI tract, and bone marrow. Delayed onset of >6h with few warning symptoms of contact; blistering of affected areas. Later, seizures and dysrhythmias	Requires rapid decontamination. Intubation if severe airway damage. Wash with dilute sodium thiosulfate(2.5% solution); prednisone may have antidote effects; Neupogen for later leukopenia. Morbidity under 5% to 10%
Cyanide	Absorbed in GI tract via contaminated products; inhaled vapors or via skin; generally rapid onset of symptoms; delayed if low concentration; sudden loss of consciousness with high concentration; cyanosis and severe respiratory distress	Inhaled amyl nitrite, sodium nitrite IV, sodium thiosulfate. Morbidity varies by exposure level
방사능 무기		
Nuclear bombs	Immediate threat: blast Delayed threat: radioactive fallout	Potassium iodide blocks uptake by thyroid of radioactive iodine, thus reducing risk of cancer; tablets for this purpose are released by public health after determining the presence of iodine–131. FDA recommended doses: Birth to 1 mo: 16mg; >1 mo to 3y: 32mg; >3 y to 18y: 65mg; >18 y or lactating: 130mg

ARDS, Adult respiratory distress syndrome; d, day; FDA, Food and Drug Administration; GI, gastrointestinal; h, hour; ILS, infl uenza–like syndrome; IM, intramuscular; IV, intravenous; min, minute; mo, month; PEEP, positive end–expiratory pressure; PO, by mouth; PRN, as needed; y, year; >, greater than; <, less than.

부록 D

약초치료

학습목표

- 소비자와 의료진 교육에 있어 약초치료와 연관된 최소 6가지 중요 포인트를 토론한다.
- 최소 6가지 흔히 사용하는 약초와 그들의 독성을 비교한다.
- 최소 8가지의 가장 흔한 약초치료와 각각의 가능한 사용에 대해 비교한다.
- 약초제품의 라벨의 권유 사항을 기술한다.
- 약초제품과 관련된 환자교육을 포함하여 간호적용을 토론한다.

간호사에게 있어 약초치료에 대해 아는 것과 그들의 조사의 한 부분으로 약초약물을 포함하는 것은 매우 중요하다. 약초제품은 긍정적 면과 부정적 면 두 가지 모두 가지고 있고, 처방약과 일반약과의 중요한 상호작용을 가진다. 간호사는 이들 상호작용에 대해 환자를 교육하는 유리한 위치에 있다.

Medline Plus에 의하면 **약초(herb)**는 "향기, 풍미 혹은 치료 성질로 인해 사용되는 식물 혹은 식물 부분이다. 약초 의학 제품은... 정제, 캡슐, 파우더, 차, 추출물 및 신선 혹은 건조 식물로 판매된다. 그러나 일부는 건강문제를 야기시키고, 일부는 효과가 없으며 일부는 다른 약제들과 상호작용을 한다."

약초는 과거 오래전부터 오래된 그리고 새로운 약의 원료로 사용되어 왔으며, 지속적으로 사용되고 있다. **식물의약품(phytomedicine, 식물로부터 약물을 추출한 것)**의 치료적 가치는 용량강도 및 순도를 포함하는 몇몇 요소들과 연관이 있다. 약초의학의 효능에 대한 연구는 계속 증가 추세이다.

많은 미국인들이 치료 혹은 예방적 이유로 약초제품을 이용한다. 약초치료는 인기도 면에서 급격히 증가하고 있다. 마케팅과 미디어는 TV, 잡지 및 인터넷을 통해 광고와 프로모션 등으로 그 수요를 채우고 있다. 거의 3분의 1의 미국인들에 의해 약초제품이 사용되는 것으로 추정되고, 이들 제품의 사용에 대해 많은 이들이 의료진과 소통을 하지 않는다. 전 세계적으로 연간 약초제품의 판매는 600억 달러를 넘고, 강력한 시장이 지속될 것으로 기대된다.

미국의 약학대학에서는 식물치료요법의 과정을 거의 제공하지 않는다. 그러나 약초치료는 증가되는 빈도와 심각성과 함께 전문 과목으로 자리매김한다. 의료진과 소비자는 약초치료의 효능가능한 독성 및 전통 의약품과의 반응에 대해 질문한다. 소비자는 어떤 것이라도 약초가 치료할 수 있다는 광고에 대해 질의할 권리가 있다. 약초는 유용할 수 있으나 효능이 없거나 위험할 수도 있다(약초 경고 D-1).

약초 경고 D-1

환자의무

환자는 치료요법을 적절하게 하기 위해 다음과 같은 의무를 가진다. (1) 어떠한 약초약물이라도 복용 전에 의료진에게 상의한다. (2) 복용하는 모든 약초약물을 의료진에게 보고한다. (3) 어떠한 약초제품에 대한 알레르기나 과민반응을 의료진에게 알린다. (4) 만약 임신이나 수유 중이면 주의한다. (5) 권유량보다 초과하지 않는다.

1992년 의회는 NIH로 하여금 대체치료의 연구를 지원하기 위해 대체의학사무국을 두도록 권고하였다. 이 사무국은 현재 보완 및 대체의학의 국가센터로 불린다(NCCAM). NCCAM은 그들의 웹사이트에서 약초제품의 현재 임상시험에 대해 나열하고 있다. 또한, 임상가와 연구자의 의해 진행되는 약초연구에 대해 전 세계적으로 논문을 소개하고 있다. 이들 연구는 식물치료요법이 특허가 인정되지 않기 때문에 중요하고, 그들 제조사들은 일반적으로 미리 붐이 일어난 일반의약품 경제에 있어 안정과 효능검사와 관계된 부분을 정당화하지 못한다.

이 장은 약초치료의 선택된 측면을 기술하고 있는데, (1) 약초문헌, (2) 1994년도 건강 및 교육에 대한 식이제품 법률, (3) 다양한 약초약물들, (4) 가장 흔히 사용되는 약초, (5) 선택된 흔한 질병을 치료하는 데 사용하는 약초, (6) 약초의 가능한 유해성, (7) 소비자와 의료진에 대한 팁, (8) 약초자원 등을 포함한다.

약초문헌

약초문헌(herbal monographs)의 두 가지 기본형은 치료 및 질이다. 치료문헌은 사용 용량 부작용 및 금기사항의 정보를 포함한다. 질적 문헌은 조성의 가이드라인과 순도의 표준에 대한 이행과 같은 분야의 정보를 가진다. 미국 보건관리 시스템에 적합 가능한 약초는 현재 미국에서 가지지 않는 두 가지 형태의 문헌을 요구한다.

미국약전(USP), 세계보건기구(WHO), 미국약초약전(AHP), 식물요법에 관한 유럽과학협동조합(European Scientific Cooperative of Phytomedicine) 및 독일위원회 E를 포함하는 몇 개의 기관에 의해 일들이 진행되고 있다.

독일위원회 E(German Commission E)는 "이상적인 확신"을 가지고 약초제품의 안전을 결정하는 임무를 가지는 관리위원회이다. 미국 식물 협회는 독일 위원회 E 문헌을 영어로 번역하여 미국 대중들에게 더욱 많은 정보를 주기 위한 노력을 하고 있다. 아직 많은 연구들이 약물의 효과와 제조 및 판매과정의 증진과 관련되어 이루어져야 할 것이 남아있다. **표준화(*standardization*)**는 약초약물의 일관성과 비교를 위한 움직임이다. 표준화된 약초 추출은 판매 제품에 있어 그 수준이 보장되는 한 가지 혹은 다수의 내용물이다.

1994년 식이보충제 건강 및 교육법

1994년 식이보충제 건강 및 교육 법률(Dietary Supplement Health and Education Act of 1994, DSHEA)은 약초요법의 판매 규제를 담당한다. DSHEA는 약초를 식이보충제로 재분류하여 음식 혹은 약물과 구분 지었다. 약초보충제는 제시된 용량으로 판매될 수 있다. 소비자는 판매되기 전의 안전과 효능검사가 요구되지 않고, 제조과정이 표준화되지 않았다는 것을 되새겨야 한다. 제품의 생리학적 효능은 제시될 수 있으나, 특정 상황을 예방하거나 치료하는 데 대한 주장을 나타낼 수 없다. 예를 들어, 제품 라벨은 이 약이 심장질환을 예방한다고 주장할 수 없다. 그러나 이는 약품이 심장으로 흐르는 피를 증가시키는 것을 도울 수 있다고는 언급할 수 있다. 게다가, 약초가 FDA의 승인을 받지 않았음을 나타내는 부인(disclaimer)이 요구되고, 이는 약으로 사용될 수 있음을 의미하는 것이 아니다.

2000년 1월, FDA는 식이보충제에 대한 주장을 위한 규칙을 마무리지었는데, 보충제들이 FDA의 승인 없이 구조와 기능을 만들 수 있다고 언급하였다. 그러나 이는 보충제가 질병을 예방, 치료, 완치, 완화 혹은 진단할 수 있다고 주장하는 것은 아니다. 이러한 규칙은 제품의 라벨 변화를 야기하였으나, 제품 접근성이나 소비자 평가에 영향을 주지는 않았다. 건강유지 주장(예, "건강한 면역계의 유지")과 생애단계와 연관된 미미한 증상 완화(예, 안면홍조의 감소)에 대한 주장은 그들이 질병과 연관이 있지 않기 때문에 받아들여지고 있다. "이로울 수 있다"는 의견보류(disclaimer)를 사용하는 약초제품은 "확실히 이롭다"는 주장보다는 법적으로 적절하다. 식이보충제 제조사들은 여전히 그들의 주장에 대해 입증을 할 것을 요구받고 있다.

현행 우수제조관리기준

FDA는 2003년에 식이보충제의 판매와 라벨링에 대한 표준화를 제안하였다. 이는 **현행 우수제조관리기준(Current Good Manufacturing Practices, CGMPs)**으로 알려져 있는데, 이들 표준화는 다양성을 가지고 모든 내용물과 제품이 오염원과 불순물이 없다는 질적인 면과 작용강도면에서 포장에 라벨로 표기하도록 요구하고 있다. 제조과정의 질관리는 CGMPS의 한 부분이다.

게다가, 제품의 대한 인과과정은 네 가지 기관에 의해 CGMPS와 유사한 기준을 부합한다. 비용에 근거한 테스트는 약초제품의 실체 강도순도 및 라벨의 정확성에 대한 정보를 제공한다.

약초약물

약초요법은 다양한 약물과 형태로 사용가능하다. 다음의 사항은 건조약초 신선 유류 차 팅크제 시럽 캡슐 및 정제를 포함하는 선택된 약물과 다양한 약초를 기술하고 있다. 소비자와 의료진은 표준화와 관련된 이슈뿐만 아니라 추출물과 파우더 사이의 용량에 있어 차이점에 대한 지식을 가져야만 한다.

건조약초(dried herbs)는 햇빛 혹은 열에 의해 습기가 제거된 신선약초를 말한다. 그들은 약 6개월 동안 보관 가능하다. **추출물(extract)**은 어떤 요소를 분리하여 만들어 좀 더 믿을 만한 용량이 가능하게 된 것이다. 알코올 혹은 물 같은 용액에 약초를 녹이는 것이 추출물을 제조하는 흔한 방식이고, 이는 표준화가 되거나 되지 않았다. 신선약초는 효소활성 때문에 수 일이 경과하면 부패될 수도 있다. 따라서 이들은 짧은 기간 내에 사용하여야 한다.

유류(oils)는 올리브 혹은 채소기름에 건조약초를 녹이고 긴 시간 동안 열을 가한 것이다. 유류는 약초의 활성 성분의 일부를 농축시키고 정확히 저장한다면 수개월 동안 사용가능하다. 이들 유류는 필수 유류는 아니다(식물로부터 추출한 휘발성 유류는 향기를 생성하여 미각을 자극한다). **연고(salves)**는 반고형 지방 약물로, 유류에 왁스를 녹여 만들고(혹은 약초를 잘게 부수어 석유 젤리 기반에 섞는다), 차갑게 하여 굳게 한다. 잘 보관한다면, 수개월 동안 향유, 크림, 연고로 지속될 수 있다. **차(teas)**는 끓는 물에 신선 혹은 건조약초를 담구어 만든다. 껍질과 뿌리로 만든 차는 자주 끓인다. 한 번에 2–3일 분량 정도를 준비하고, 냉장보관하도록 권유한다. 차는 주로 마시는 용 및 목욕물에 첨가하고 압축하여 국소적으로 적용하기도 한다. **팅크(tinctures)**는 물이나 알코올 같은 용매에 신선 혹은 건조약초를 담구어 일반적으로 만든다. 수용성 및 지용성 성분 두 가지 모두 최종 형태로 농축한다. 알코올은 보존을 촉진시키며 1년 정도 유통기한을 가능하게 한다. 무알코올, glycerol 기반 팅크는 알코올을 섭취하지 않는 사람들을 위한 것이다. **시럽(syrubs)**은 꿀이나 설탕 같은 감미료를 약초에 첨가하여 요리한 것이다. 시럽은 감기, 기침 및 목통증에 사용한다.

캡슐은 흔히 건조 약물의 파우더 형태를 포함하지만, 주스 혹은 유류를 함유한다. 그들은 흡수도의 저하로 인해 액상보다 느리게 효과를 보인다. 그들은 보관과 이동이 용이하다. 정제는 캡슐과 유사하다. 그들은 안정제와 결합제(binder)로 압축한 파우더이다.

흔히 사용되는 약초치료제

대부분의 약초는 만성 질환에 사용되는데, 유해하지 않으며, 선택된 상황에서 일부분 완화를 제공한다. 이 절에서는 더욱 흔히 쓰이는 약초의 일부를 다루고 있다.

알로에 배라(*Aloe barbadensis*)

알로에 베라(aloe vera) 주스는 미미한 화상, 벌레물림 및 일광화상 등에 외용으로 사용된다. 신성 알로에 잎이 가장 효과적이다. 비듬, 지루성 피부 및 건선치료에 성공적이다. 알로에는 내복용으로 사용하면 강력한 하제이다. 적은 용량으로도 월경양이 증가한다.

승마(*Cimicifuga racemosa*)

승마(black cohosh)는 안면홍조, 가슴두근거림 및 과민성(단기간의 폐경 증상; 단기간 사용이 권장됨) 치료에 흔히 사용되는 보충제이다. 이 약제는 인슐린, 경구용 혈당강하제 및 항고혈압제의 작용을 증가시킨다(약초 경고 D–2).

약초 경고 D-2

승마(Black Cohosh)

임산부의 분만을 유도하는 약초약물인 꿩의다리아재비(blue cohosh)와 승마(black cohosh)를 혼돈하지 말라.

케모마일(*Matricaria recutita*)

*Matricaria recutita*의 마른 꽃 약초는 소화와 위장불편을 완화하기 위한 인기 많은 차의 성분이다. 케모마일(chamomile) 차의 위장관의 항진경제와 항염증작용은 과민대장증후군과 신생아 배앓이 완화에 도움이 된다. 게다가, 케모마일은 진정작용이 있다.

케모마일 차는 꽃머리 1–2티스푼을 10–15분간 물에 담궈 준비한다. 하루 3–4번 섭취를 제안한다. 데이지 혹은 돼지풀 유형의 식물에 과민한 사람은 극히 드물게 두드러기와 기관지수축의 반응이 나타난다. 약동학과 약역학은 모른다.

당귀(*Angelica sinensis*)

당귀(dong quai)는 모든 목적으로 쓰이는 여성을 위한 약초인데, 중국과 일본에서 월경통치료 및 월경주기조절을 위해 오랫동안 사용되어 왔다. 이 약초는 많이 연구되지는 않았고, 제재는 보충제와 함께 자주 혼합한다. 당귀에는 비타민 B_{12}가 함유되어 혈구세포의 생성을 촉진한다.부작용은 매우 드문데, 발열 및 과다월경출혈이 포함된다. 약동학과 약역학은 알려지지 않았다. 이 약초는 사용을 피하라고 권유되고 있다.

에퀴나시아(*Echinacea angustifolia*)

에퀴나시아(echinacea)는 인기 있는 경구 및 국소 약물로 면역을 증강시킨다. 이 작용은 백혈구와 비장세포를 증가시키고 과립구를 활성화시켜 식균작용을 촉진함에 의한다. 게다가, 에퀴나시아는 hyaluronidase 효소를 억제하고 TNF 유리를 증가시킨다. 잎 제재는 호흡기와 비뇨기감염에 사용된다. 뿌리 추출물은 감기와 같은 증상치료에 쓰인다. 독일위원회 E에 의하면 자가면역질환이 있는 사람과 비정상적인 T-세포기능을 가진 사람(예, HIV, AIDS, 결핵)에게 에퀴나시아를 피하라고 권유하고 있다.

에퀴나시아는 신뢰할 만한 원료로부터 판매되어야만 한다. 다른 식물과 여러 가지 강도의 치환물에 대한 많은 연구들이 있다. 치료기간에 대한 권유는 일정하지 않다. 그러나 치료는 증상시작 직후에 시작되어 독일위원회 E에 의하면 에퀴나시아는 8주까지만 사용하도록 권장한다. 다른 것에 의하면 1주일 정도 기관의 약물휴일(drug holiday, 일정 기간 동안 약물을 복용하지 않는 상태)을 가지도록 권유하며, 이후 치료를 지속한다. 약동학은 알려지지 않았다. 연장치료에 의해서 면역억제가 일어날 수 있다.

달맞이꽃(*Oenothera biennis*)

달맞이꽃(evening primrose)은 북아메리카에 자생하는 2년생 식물이다. 이들 씨앗의 gamma-linolenic acid(GLA)를 포함하는데, 이는 지방산으로 경화증, 습진, 월경전증후군, 고혈압, 동맥경화증 및 심장질환의 예방에 도움을 주는 것으로 믿고 있다. 이는 cholesterol을 낮추고 통증과 염증을 완화시킨다. 껍질과 잎은 수렴제 성격을 가지고, 유류성분은 자궁근육, 대사 및 신경계에 영향을 준다. 이 약초는 임신과 수유동안 사용되어서는 안 된다. 만약 항경련제와 병용한다면 간질역치를 낮춘다. 항경련제 역량을 수정할 필요가 있거나 동시에 사용되어서는 안 된다. 약역학과 약동학은 알려지지 않았다.

화란국화(*Tanacetum/Chrysanthemum*)

식물 성분 parthenolide는 혈소판응집을 억제하고, 혈관성 두통에 있어 serotonin 길항제로 작용한다. 화란국화(feverfew)는 편두통 예방과 완화 및 동반되는 오심, 구토를 치료하는 데 많이 쓰인다. 화란국화 사용 후 증후군(피로, 두통, 관절통, 신경증)은 일부에 의해 경험될 수 있다. 화란국화잎을 씹는 경우에 국소적 궤양과 자극이 야기된다. 표준화된 추출물이 사용되어야 한다. 식물의 활성 물질의 양에 많은 변동과 시판되는 캡슐의 문제는 용량에 비롯된 문제를 야기시킬 가능성이 있다. 약동학과 약역학은 알려지지 않았다.

마늘(*Allium sativum*)

마늘(garlic)은 cholesterol, 중성지방 및 혈압을 낮추며, 혈액응고능력을 감소시킨다. 이는 감염을 치료하고 내부 및 외부 상처를 치료하는 항생제로 작용하기도 한다. 덮혀진 마늘 유류는 귀의 통증치료를 위해 사용된다. 마늘은 일부 중금속 중독에 사용된다. 약동학과 약역학은 알려지지 않았다.

생강(*Zingiber officinale*)

생강(ginger)은 면역계를 강화시킨다. 이는 멀미를 포함하여 편두통, 위장문제 및 소화기계 질병치료에 사용된다. 오심의 완화를 위한 장기간 사용은 최근 연구에 의해 효과가 입증되었다. 게다가, 골관절염과 류마티스성 관절염에서 통증, 부종 및 뻗뻗함 등을 완화시킨다(용량은 500-4,000mg/day). 약동학과 약역학에 대한 정보는 제한적이다. 대사물은 24시간 내에 소변을 통해 배설되고, 90%가 단백결합을 한다.

은행(*Ginkgo biloba*)

은행(ginkgo)은 가장 오래된 식물 추출물 중 하나이며, 전세계적으로 가장 흔히 사용되는 약초이다. 은행은 혈액뇌장벽을 통과할 때 중추신경계 작용을 나타내고, 뇌동맥혈류량의 증가와 산소 및 혈당 사용을 용이하게 한다. 저산소증(예,

일과성 허혈발작) 동안 세포를 돕고, 신경세포에 대한 자유유리기의 손상을 줄인다. 게다가, 혈소판응집과 탈과립을 억제한다. 독일위원회 E Monograph #55는 원인이 혈행의 감소로 알려진 경우, 은행의 치매증후군, 간헐적 파행, 어지럼 및 이명 등에 대한 응용을 나열하고 있다. 알츠하이머병, 초기 뇌졸중 및 레이노증후군에 대한 은행의 효과에 대한 일부 증거들이 있다. 일부 남성은 발기부전치료를 위해 은행을 섭취하기도 한다.

은행은 90일까지 2–3번 나누어서 하루 120–240mg 투여하는 것이 일반적이다. 드문 부작용으로 두통과 위장관장애가 있다. 약동학과 약역학에 대해서는 제한된 정보만이 있다. 생체이용률은 음식에 의해 영향을 받지 않는다. 소변배설은 대사체가 30% 미만이다.

인삼(*Panax ginseng*)

인삼(ginseng) 약물은 스트레스의 짧은 시간 동안 완화, 에너지 증대 및 소화를 돕는 기능을 가진다.

골든씰

골든씰(goldenseal)은 에키나시아와 함께 감염을 치료하고 싱처를 아물게 하는 데 자주 사용된다. 흔한 사용으로는 소화기계 궤양, 구강궤양, 방광감염, 눈 및 피부자극 그리고 분만 후 출혈 등이다. 게다가, 화장수(tonic)와 수렴제로도 쓰인다. 활성 성분은 위장 내에서 비활성화된다. 골든씰은 비싸고 희귀하다. 게다가, 자주 충전제와 섞는다. 이 약제의 면역증강작용에는 의문이 따르고, 과다사용 시 독작용이 있다. 골든씰은 임신 중에는 금기이다(자궁을 자극함). 약동학과 약역학은 알려지지 않았다.

카바(*Piper methysticum*)

카바(kava)는 수면과 근이완을 촉진하고 항뇌전증, 항우울제 및 항정신병제이다. 카바는 또한 상처치유를 촉진시킨다. 차는 비뇨기계 감염의 치유에 도움이 된다. 이완을 위해서 valerian과 서양고추나물과 같은 다른 약초와 같이 사용된다. 카바는 태반을 통과하여 모유에 존재할 수 있다. 2002년에 FDA는 카바의 사용으로 인한 간손상에 대한 가능성에 대한 소비자주의(consumer's advisory)를 이슈화하였다. 장기 사용은 펠라그라(pellagra) 유사 피부질환을 일으키며, 카바를 중단하면 사라진다. 약동학과 약역학은 거의 알려지지 않았다.

감초(*Glycyrrhiza glabra*)

감초(licorice)는 주요 성분인 glycyrrhizin과 연관된 aldosterone과 corticosteroids와 비슷한 생리학적 효과를 가진다. 감초는 만성 피로증후군에 도움이 된다. Glycyrrhizin 제거가 된 성분으로 궤양치료에 사용된다. 이는 속쓰림과 위산 감소로 소화불량을 완화시킨다. 또한, 이는 하제효과를 가진다. 과다 감초로 인한 부작용은 혈압 상승, 두통, 탈진, 수분정체, 칼륨배설 증가와 드물게 심부전증 등이 포함된다. 감초 뿌리는 차로 섭취할 때 5–15mg 용량이 안전하다고 여겨진다. 사용은 6주까지 정도로 권장된다. 약동학과 약역학은 알려진 것이 없다(약초 경고 D–3).

약초 경고 D-3

검은 감초

> 14일 동안 매일 검은 감초를 2온스씩 소비하면 40세 이상의 사람에게서 부정맥을 유발한다.

밀크씨슬(*Silybum marianum*)

밀크씨슬(milk thistle)의 추출물은 간세포손상을 예방하고 간세포재생에 대해 탁월한 작용을 가진다. 밀크씨슬은 유럽에서 약물과 알코올 과다섭취와 관련된 간염, 간경화증 및 지방간에 대해 폭넓게 사용된다. 약동학과 약역학은 잘 모른다.

페퍼민트(*Mentha piperita*)

페퍼민트(peppermint)는 내복할 경우 식욕을 증가시키고 소화 시에 위산을 증가시킨다. 소화관은 tannin에 의해 보호되고, 페퍼민트는 위장질환치료에 사용된다. 뜨거운 페퍼민트 차는 순환을 도우고, 열을 낮추고, 울혈을 제거하며, 에너지 회복을 돕는다. 페퍼민트 유류는 앞이마에 문지르면 긴장성 두통치료에 효과적이다. 독일의 연구에 의하면 페퍼민트는 두통치료에 있어 acetaminophen과 비교할 만하다고 한다. 약동학과 약역학은 알려진 것이 없다.

세이지(*Sage*)

세이지(sage)는 의학적 및 요리 목적으로 오랫동안 사용되어 왔다. 세이지 차는 인후염과 기침에 사용되었다. 또한, 이는 구강, 잇몸 및 목의 염증에도 사용된다. 임상연구에 따르면 항박테리아, 항진균 및 항바이러스 효과가 세이지에서 발견되고 의학적 효과를 나타낸다. Tannin의 독작용으로 인해 2주까지만 사용되어야 한다.

서양고추나물(*Hypericum perforatum*)

현재 연구는 서양고추나물(St. John's wort)은 중등도에서 심한 우울증을 앓는 사람에게 효과가 없다고 한다. 식물 전문가는 이 약초가 미약한 우울증에만 제한적으로 사용하라고 조언한다. 서양고추나물은 최소 10가지 약리학적으로 활성 구성요소를 가진다. 표준화된 성분으로 사용되는 것이 hypericin이다. 연구자들은 표준화된 항우울제로 서양고추나물의 여러 단계의 우울증에 대해 효능 비교를 위해 전향적 시험이 이루어져야 한다고 권유한다. 미국에서 큰 인기와 신경계의 강장제로 사용되기 때문에 "약초 Prozac"이라는 별명을 가지고 있다. 서양톱풀과 함께 사용하여 야뇨증을 치료한다. 처방된 항우울제와 함께 사용 시 서양고추나물의 유해반응으로 자살충동을 느끼게 한다. 이 약초요법은 미국에서 식품보조제로 여겨지며, FDA의 승인을 받지 않았다. 독일에서는 불안증, 우울증 및 불면증에 사용이 허락되었다. 1984년에 독일위원회 E의 hypericin에 대한 monograph에서 이 약제는 우우울증, 불안증 및 정신병적 상황에 이용되는 실험적 monoamine oxidase 억제제로 생각한다. 작용기전은 모른다.

서양고추나물의 상시 용량은 추출물 300mg을 하루 3번 사용하는 것이다(0.3% hypericin으로 표준화됨). 차는 약초 1–2티스푼을 10분간 담구어 준비한다. 1–2컵을 4–6주간 복용 시 효능이 있는 것으로 생각한다. 사람에게서 광독성이 보고되지 않았지만, 복용하는 사람은 야외 활동 시 선스크린을 발라야 한다. 서양고추나물은 혈액뇌장벽과 태반을 통과하며 모유에 들어갈 수 있다. 약동학과 약역학에 대해서 최소한의 정보만 알려져 있다.

쏘팔메토(*Serenoa repens*)

이중맹검 연구는 쏘팔메토(saw palmetto)가 양성 전립선비대증(BPH) 증상과 비뇨기적 증상을 완화시킨다는 것을 보여준다.

쏘팔메토는 "식물 카테터"라는 별명을 가지고 있다. 쏘팔메토를 사용한 사람은 PSA 검사시 위음성 결과를 나타낼 수 있다. 이 약초의 다른 임상응용으로는 거담제(expectorant)로 사용되는 것과 감기, 천식, 기관지염 및 갑상선기능저하증에 대한 치료 등이 있다. 표준화된 추출물의 권장 사용량은 160mg으로, 하루 두 차례 사용하라고 한다. 약동학과 약역학은 알려진 것이 없다.

쥐오줌풀(*Valerian officinalis*)

쥐오줌풀(valerian)은 약한 진정제이며, 수면유도제로서 벤조디아제핀과 유사한 효과를 가진다. 이 약초는 "herbal Valium(약초 Valium)"으로 널리 알려져 있다. 대부분의 연구자에 의하면 숙취효과는 없는 것으로 알려져 있다. "더러운 양말" 냄새는 건조된 식물과 관련이 있고, 과량사용의 위험은 적게 된다. 신선한 뿌리로부터 만든 약물은 더 나은 진정제로 보고되고, 달콤한 향이 나는 것으로 보고된다. 습관성이나 중독에 대한 보고는 없다. 다른 진정제처럼 졸림은 있을 수 있다. 사용용량은 불면증과 불안증과 같은 증상에 의존한다. 불면증을 치료하기 위해서 팅크추출물 400mg을 사용하던지 고형추출물 2.5–5mg을 취침 시 사용하도록 권유된다. 불안증에 대해서는 건조된 약초 1티스푼을 물에 담궈 하루 수차례 복용한다. 사용자의 5–10%는 자극효과를 보인다. 약동학과 약역학은 잘 모른다.

표 D–1은 몇몇 약초의 양상을 기술하고 있다. 약초치료와 병행요법으로 자주 사용되는 비타민과 요소들은 비타민 B_6, A, C 및 E, 셀레늄과 아연 등이다. 미국약초제품연합은 이 상적 사용에 근거하여 약초제품을 네 가지군으로 나누고 있다. 이 분류에 대해서 표 D–1의 끝부분을 참조하라.

표 D-1 선택된 약초의 요약*

약초	작용 및 응용	용량	상호작용/주의	부작용/유해효과
일반명 및 식물명 분류 및 사용 부분				
알로에/알로에 베라 Aloe barbadensis Class 1 잎 젤 Class 2b/2d 건조, 주스 Class 2d 국소 칼날 모양의 잎	응용: 변비를 위한 내복약 사용; 화상, 상처, 햇볕 화상 및 건선에 의한 통증완화와 치유를 위해 외용으로 사용)	내복: 팅크제/추출물: 50–300mg 외용: t.i.d. 혹은 PRN	만약 환자가 임신, 수유 시 및 12세 미만이면 내복은 금기이다. 만약 궤양성 대장염이나 클론병을 가진다면 혹은 강심배당체, 항부정맥 thiazide 이뇨제, 감초나 corticosteroids를 복용한다면 약물투여 전에 HC와 상의하라. 전해질 모니터링	내부: 고용량/장기간 사용: 심부정맥, 신경병증, 부종, 알부민뇨증, 혈뇨(부작용 드뭄)
빌베리(bilberry) Vaccinium myrtillus L. Class 4 건조 과일 및 잎의 추출물	응용: 과일이 건강한 시력을 증진한다. 시각색소 재생 촉진; 소아에서 설사를 줄임 잎은 당뇨, 관절염, 피부염, 통풍에 사용된다.	과일 추출물: 80–160mg t.i.d.(St: 25% anthocyanosides) 잎: 정보 없음	만약 임신, 수유 중 및 어린이에게서는 피한다. 과일에게서 중요한 상호작용 보고는 없다. 잎: 혈당과 중성지방을 감소시킨다. 항응고제와 NSAIDs의 작용을 증가시킨다. 용량조절을 위해 모니터링 한다	잎: 장기간 고용량(동물): 빈혈, 황달, 흥분, 사망
승마(bugwort, snakeroot, squaw root) Cimicifuga racemosa Class 2b/2c 뿌리	황체호르몬을 억제함, 에스트로겐 농도조절 응용: 진경제, 수렴제, 이뇨제, 혈관확장제, PMS, 월경불순, 불임, 폐경 증상	캡슐/정제: 20mg b.i.d. 팅크제: 2–5mg b.i.d.	만약 임신, 수유 중 및 어린이에게서는 피한다. 6mo까지만 사용제한; 장기간 사용에 대한 데이터가 없다. 검증된 약초 전문가의 조언 하에 항고혈압 작용의 증가; HRT 효과를 변화시킨다. 철흡수를 감소시킨다.	고용량: 어지럼, 두통, 메스꺼움, 심박동 변화
캐모마일(녹색 캐모마일) Matricaria recutita Class 2b 건조시킨 꽃봉오리	정상 소화를 자극, 항염증 작용, 진경제 작용, 약한 진정제, 약한 이뇨제 작용, 국소 사용으로 미약한 항균제작용 응용: 불안증, 불면증, 소화불량, 염증성 피부질환	식간: 캡슐/정제: 2–3g t.i.d., 차: 1–4 c/d 팅크: 최대: 1tsp t.i.d.	만약 데이지꽃 계통에 아러지 있으면 피한다(예, 돼지풀, 성상화, 국화). 진정작용을 증가시키고 항응고작용을 방해한다. H/F, H/H: 모름	모름
크린베리 Vaccinium macrocarpon Ait. Class 4 장과류	배뇨기계 감염 예방(치료제는 아님); 신장결석치료	추출물: 300–400mg 농축된 주스 b.i.d. 칵테일: 300mL/d 상품화된 크란베리주스	주의: 핍뇨와 무뇨증에 사용을 피한다. DM 환자는 설탕이 없는 크란베리주스를 권한다. 수유기 환자, <12y 어린이와 oxalate 시장결석 시 1L/day로 제한한다. H/D, H/F, H/H: 알려진 것이 없다.	용량 of >3L/day는 설사를 야기한다.
당귀 Angelica Sinensis Class 2b(root) 뿌리, 뿌리줄기	식물 에스트로겐 작용; 혈관확장, 작은 근육이완 IgE 항체 생성 감소 응용: PMS, 폐경 증상, 심혈관계 지원	차: 1–4 c/d(1–2g 말린 약초와 동등) 팅크제: 0.5–4mL, Max: 1일 6회	주의: 항응고제 처방, 출혈질환 과거력 혹은 임신했거나 혹은 유방암 위험이 있는 경우 피한다. H/D: 항응고제, aspirin, NSAIDs 병용 시 출혈위험 증가	발진과 광과민; 발열, 출혈
echinacea(보라색 루드베키아) E. purpura; E. angustifolia, E. pallida Class 1(뿌리/씨앗) Aerial parts of E.pallida; E. pallida 및 E.angustifolia의 뿌리	면역계 자극; 항균작용, 항바이러스작용, 해열작용 국소용으로 항진균작용 응용: 감기 및 독감 예방 및 조기 치료; 반복적인 호흡기, 귀 및 비뇨기계 감염 국소: 구내염(Canker sores), 진균감염 연구용 사용: HIV/AIDS 환자의 면역계 증강	정제: 500mg–1g t.i.d. 차: 1–5 c/d 팅크제: 최대: 2tsp t.i.d.	단기간 사용: 2wk; 낮은 용량 시 8wk; 지속적 사용 시 간독성 가능함 Corticosteroid 같은 면역억제제 및 만성 전신 면역질환(예, SLE, HIV, TB, MS)이 있는 경우 피한다. 임신, 수유와 <2y 소아에서 안전이 확보되지 않았다.	함당정제/팅크: 일시적인 혀의 감각이상 데이지에 과민한 환자에게 교차과민, 위장관불편, 설사

표 D-1 선택된 약초의 요약-계속

약초	작용 및 응용	용량	상호작용/주의	SIDE/ADVERSE EFFECTS
달맞이꽃 Oenothera biennis Class 4 씨앗오일	천연 에스트로겐 촉진제 응용: PMS, 지방산합성의 문제, 비정상적 prostaglandin 생성, 당뇨병성 신경병증, 만성 염증 상태(습진), 과활성 면역계	음식과 함께 섭취(흡수 증가): Oil: PMS: 3–6g/d, 6 mo 동안, 월경 전 14days 염증 상태: 4–8g/d for 3–4mo MS: 심해지면 500mg/d, 3wk 동안	만약 임신이거나 수유 중이라면 피한다. 만약 항경련제와 병용 시 발작역치가 낮아질 수 있다. 항경련제 용량 수정이 필요함. 혹은 동시 사용금지 H/F, H/H: 모름	면역억제제의 장기간 사용 시 위장관불편, 오심, 두통, 발진
화란국화 Tanacetum parthenium; chrysanthemum parthenium Class 2b(전체 약초) 잎, 꽃봉우리	혈소판응집억제, 혈소판에서 serotonin 분비억제, 염증유발인자억제, 소화계 이완 응용: 편두통의 예방과 장기간 치료; 류마티스성 관절염; 월경문제; 알레르기	캡슐/정제(최소 2% parthenolide) 125mg/d; 급성 발작 시 1–2g까지 증가시킴	효과 나타날 때까지 4–6wk 소요; 최상의 효과가 나올 때까지 지속적 사용 데이지 꽃과 식물에 교차민감성 만약 환자가 임신, 수유 시 및 2세 미만이면 피한다. 만약 처방된 NSAIDs를 복용하면 사영 전에 HCP에 의뢰한다(효능이 저하됨). SSRI 항우울제(예, Prozac)를 억제함	생잎 사용 시 위장불편 내지 구강상처 가능: 근육 굳어짐; 갑자기 중단 시 반동성 두통
마늘 Allium sativum Class 2c 비늘줄기	신체의 제독 및 면역기능 증대; 혈소판응집억제; HDL을 증가시키고, cholesterol 및 triglycerides 감소, 광범위 항균작용, 약한 항고혈압 작용; 저혈당증 응용: 고콜레스테롤혈증, 약한 고혈압, 감기 및 독감	캡슐(장코팅된):(ED of 5000mgc/d of allicin, 용량을 나누어) 기공되지 않은 마늘 한 쪽이 가장 좋은 원료이다. 최소: 1/d	만약 임신, 수유 중이며(진통을 유발하거나 신생아 복통을 야기) 갑상선저하증 시에는 피한다. 혈압이 30min 안에 저하되고 2시간 후에 기본으로 돌아온다. 주의: 피브린분해와 혈소판응집억제 때문에 처방된 항응고제와 병용을 피한다. 항당뇨제의 용량을 조절한다. H/F: 없음 ;H/H: 유산균(Acidophilus)은 마늘의 흡수를 저하시킨다.	속쓰림, 고창(위창자내공기참), 위자극, 적혈구 감소, 어지럼, 발한증
생강 Zingiber officinale Class 1(신선한 뿌리) Class 2b/2d 마른 뿌리, 뿌리줄기	소화 자극, 담즙과 운동성 증가; 진경제작용; 혈소판응집 감소; 콜레스테롤 흡수 감소 및 배설 증가; 항산화작용 응용: 오심, 임신 입덧(단기간, 저용량만 사용); 멀미; NSAIDs로부터 위장 보호	음식과 같이 섭취 캡슐/정제/차: 2–4g 용량을 2–3회 나누어 투여 멀미, 여행 2d–2hr 전에 투여 염증성 관절질환: 4g을 2–3회 나누어 투여함 오심(임신 관련): 1 g을 1–4d 동안 나누어 투여함 팅크제: 1.5–3mL를 8oz 주스에 섞어 q.i.d., PRN	임신, 혈소판감소증 시에 장시간 사용을 피함(고용량 시 낙태제로 작용이 가능함). 주의: 처방된 항응고제와 병용 시 주의해야 함(첨가 효과) 만약 담석증을 앓고 있다면 사용 전 HCP에 의뢰함. 모든 경구투여약물의 흡수를 증가시킴. H/F, H/H: 모름	음식과 같이 먹지 않으면 위장장애 유발; 식욕부진
은행 Gingko folium Class 1(leaf) 잎	항산화제; 말초혈관이완 및 CNS로 혈류 증가, 혈소판응집억제 응용: 알레르기성 비염, Alzheimer병, 불안증/스트레스, 치매, Raynaud병, 이명, 어지럼, 발기부전, 순환 곤란; 고산병	캡슐/정제: 120–240 mg/d을 2–3회 나누어 투여(최소 24% 은행 플라본 glycosides와 6% Terpene lactones으로 표준화함) 팅크제: 5–10mL b .i.d., t.i.d. 순환계/기억: 120mg/d을 2–3회 나누어 투여 Alzheimer 치매, 이명: up to 240mg/d을 2–3회에 나누어 투여함	2–3wk에 효과가 나타남; 12–wk 코스가 추천됨. 만약 임신, 수유, 어린이 및 MAOIs 사용 시 피한다. 주의: 처방된 항응고제와 병용 시 주의; 출혈 및 prothrombin time을 모니터링한다. 만약 인삼, 마늘 혹은 feverfew를 사용한다면 높은 주의를 요하며 사용한다. 만약 thiazide 이뇨제와 사용하면 혈압을 증가시킨다. 수술 전 2주에 사용을 중지한다. 은행열매는 심한 발진을 야기한다. 씨앗은 독성이 있다. H.F, H/H: 모름	처음에, 약한 일시적인 두통(2일 내로 멈춘다); 약한 위장질환 독성: 구토, 설사, 피부염, 간지러움

표 D-1 선택된 약초의 요약-계속

약초	작용 및 응용	용량	상호작용/주의	SIDE/ADVERSE EFFECTS
인삼, eleuthera 혹은 Siberian Eleutherococcus senticosus, Acanthopanax senticocus Class 2b/2c/2d 뿌리	부신을 지지하고, 알람 단계 SNS 반응을 억제하여 에너지 수준을 증대시킨다. 적혈구 생성을 증대, 혈당 감소, 발암물질로부터 세포돌연변이를 막음 응용: 감기 및 독감 예방, 스트레스에 적응시킴, 만성 피로 증후군, SLE, HIV, 정신 피로 및 육체 피로, 항암 혹은 방사선 치료 후, 만성 혹은 장시간 질병 이후	캡슐/정제: 2–3g/d을 3–4회에 나누어 투여함 차: 1–4 c/d 팅크제: 5–20mL/d를 3–4회 나누어 투여함	6–8wk 동안 사용; 이후 1wk 약물 중지하고, 총 3mo을 사용한다 BP >170/90 시에 사용을 피한다. 만약 임신, 수유 중, 어린이 및 조울병 혹은 정신병, DM 및 항응고제(종류에 의존하여 항응고제 작용을 증가 혹은 감소시킨다) 사용 시 피한다. caffeine 작용과 HRT을 높이고, 거짓으로 digoxin 농도를 증가시킨다. 그리고 항정신병 약물과 상호작용한다. H/F: 카페인 있는 커피, 콜라 그리고 차로 인해 과흥분된다. H/H: 없음	고혈압, 심계항진, 가끔씩 설사, 취침시간에 복용 시 불면증 인삼중독중후군: 부종, 불면증, 긴장항진; 생명에 지장
골든씰 Hydrastis canadensis Class 2b 뿌리, 줄기	면역계 및 담즙분비를 촉진, 해열, 광범위 항생 작용 응용: 감염: 호흡계, 소화기계, 비뇨기계, 점막, 담낭염, 경화증	캡슐/정제: 2–4g/d 나누어 투여(8–12% alkaloid 내용물로 표준화)	만약 임신, 수유, HTN 및 어린이에게서 사용을 피한다. >5–7d 동안 고용량은 간효소를 증가시키거나 vitamin B 흡수곤란이 야기된다. Heparin, 항응고제, 강심배당체의 작용을 억제한다. 항부정맥, 항고혈압제, 베타차단제 및 CNS 억제제의 작용을 효과를 증가시킨다. 주의: 심혈관계 질환, DM 혹은 녹내장을 가진 환자에게 주의를 하며 사용한다	과량 시 간독성 독성: CNS 억제, 산만함, 발작, 심혈관계 붕괴 식물 멸종 위기
hawthorn Crataegus laevigata, C. oxycantha, C. monogyna Class 1 익은 과일, 잎, 꽃	말초 확장 및 관상순환 증가, 심장 산소공급 증대, 항산화, 약한 이뇨작용, 염증 요소 감소. 응용: 약한 고혈압, 조기 심부전증, 안정형 협심증	캡슐/정제: 100–900mg/d 나누어 투여(20% procyanidins으로 표준화) 평균 용량: 100–250mg t.i.d. 차: 2.5–5mL t.i.d. 차: 1 c t.i.d.(4–5g 건조/day)	베타차단제, 강심제 및 ACE 억제제의 용량을 조정한다. 강심제, 베타차단제, ACE 억제제 및 CNS 억제제의 효과를 증가시킨다. 만성 심방세동과 밸브 기능이상으로 인한 저혈압이 있는 경우 고용량 사용을 금한다. H/F: 모름; H/H: 은방울꽃(Lily of the Valley) 작용 증가	저혈압, 피로감 안정, 메스꺼움, 구토, 식욕부진
카바 Piper methysticum Class 2b/2c/2d 건조 뿌리줄기, 뿌리	예민한 정신 혹은 기억소실 없이 CNS 진정 응용: 불안, 불면증, 골격근 경련 정신병에 효과적임, 내성 위험 없음	캡슐/정제: 불안증: 50–100mg를 t.i.d.까지 가능 불면증: 취침 시 180–210mg(70% kavalactones으로 표준화) Max: 300g/wk	만약 임신, 수유 중이고, 파킨슨병 있으며 levodopa 복용 중이면 피한다. 어린 소아에게는 사용하지 말라. 알코올 섭취를 피하고, 만약 환자가 각성이 필요하고 기계를 작동할 경우 피한다. 특히 benzodiazepines 같은 CNS 진정제 증가 지질용해성이어서, H/F 효과를 지연시킨다. 음식과 함께 섭취 시 흡수 증가; H/H: 모름 불안정한 걸음걸이, 혀감각이상, 약한 위장장애	잎: 장기간 고용량(동물): 빈혈, 황달, 흥분, 사망 고용량: 균형 손실, 폐동맥 고혈압 간독성 몇몇 유럽국가에서 금지 >3mo 피부가 노랗게 변한다. HTN, 두통, 약함

표 D-1 선택된 약초의 요약-계속

약초	작용 및 응용	용량	상호작용/주의	SIDE/ADVERSE EFFECTS
감초 Glycyrrhiza glabra Class 2b/2c/2d(root) 뿌리, 잎	항염증작영, 항균작용, 항바이러스작용, 간과 위장 보호작용, 항우울작용, 에스트로겐 유사작용, 하제작용 응용: 바이러스감염, 상기도감염, 염증, Addison 병, 궤양 국소: 헤르페스, 건선, 습진 DCL: IBS, 구강궤양	캡슐/정제: 200–600mg glycyrrhizin, 3회 나눈 용량으로 나눔; 최대: 4–6wk Tea: 3c/d(1–2g/d과 동등함) 팅크제: 2.5–5mL t.i.d. DGL: 300–380mg;최대: 1200mg/d을 씹는 형태로 식전 20분에 복용하며, 8–16wk 동안 복용	만약 임신, 수유 중이고 HTN, 신장 혹은 간질환이 있는 경우와 저칼륨혈증의 위험이 있으면 피한다. 어린이에게서 피한다. DM 환자는 주의를 요한다. 용량과 사용기간의 증가는 aldosterone 효과를 높인다. 항고혈압제와 spirolactone을 길항한다. Corticosteroids 및 강심제 작용을 증대시킨다. H/F: 모름; H/H: 만약 aloe vera와 병용 시 저칼륨혈증을 유발한다.	>5000mg/d: aldosterone 관련 증후군(herb가 중단되면 반대의 효과가 나타난다)
밀크 씨슬(마리 씨슬, 엉겅퀴) Silybum marianum Class 1 건조 꽃의 씨앗	간세포 재생 촉진; 항산화작용 증대 응용: 간질환(간염), 담낭염, 건선	캡슐/정제: 초기에: 500mg/d, 3회 나누어 복용, 6–8wk 동안. 호전되면: 120–240mg/d을 나누어 투여; 효과를 위해 7–10d 동안 투여; 알코올로 인한 간질환 시에 4–8wk 사용 팅크제: 1mL t.i.d.(알코올 기반의 팅크제)	만약 임신, 수유 중이고 어린이이며, 약물대사효소 P-450dp 의해 대사되면 피한다. 경화성 간경화를 역전시킬 수 없으나, 질병을 느리게 진행시키고 생활의 질을 향상시킬 수 있다. H/F, H/H: 모름	치료 초기 며칠 동안 설사, 메스꺼움, 구토, 생리주기 변화
페퍼민트 Mentha piperita, var. officinalis or vulgaris Class 4 Aerial parts	진경제 작용, 담즙 흐름 증대, 위장내 가스배출(carminative), 외용 진통작용 응용: IBS, 소화불량, 담낭염, 영아산통(infant colic), 비출혈 제거작용 국소: 근골격계 통증, 가려움, 감기	캡슐/정제: 장용 코팅: 1–2 t.i.d. 식간에 사용 차: 2–3c/d(3–6g 건조약초와 동등) 팅크제/오일: 6–12gtt/s를 희석시켜 나누어 투여함	담낭염 혹은 담도폐쇄를 가졌다면 복용 전에 HCP에 의뢰한다. 약물 상호작용에 대해 모른다. 철흡수를 방해한다.	알려진 바 없음
psyllium Plantago psyllium Class 4	응용: 하제, 치질치료, 대장염, Crohn 병, IBS 장수 약초(Herb of longevity), 찜질제(poultice): 상처치유 효과	1/2tsp을 15–60min 동안 물에 담구어, 취침 시에 적어도 8oz 물과 같이 복용함 PO 추출물: 1–4mL: t.i.d	Metamucil에서 주요 내용물 Lithium 흡수를 줄임 만약 임신, 수유 중이고 어린이이면 피한다.	알려진 바 없음
샐비어 Salvia officinalis Class 2b/2d(leaf) Whole plant	목통증에 가글링 차, 모유 말림, 홍조 감소 항우울제 작용 및 항바이러스 작용	음식과 함께 복용 캡슐/정제: 적어도 0.1% hypericin과 동등함) 300mg t.i.d.	Tannins의 독성 효과를 피하려면 2주까지만 사용한다. DM 및 발작 환자에게서 주의한다.	메스꺼움, 구토, 식욕부진, 경구 염증
서양고추나물 Hypericum perforatum Class 2d 꽃	응용: 기분변화, 미약한 중등도 우울제, 불안증, 수면장애 국소적 사용: 화상/상처	차: 1–2 c/d, 4–6wk 동안 팅크제: 1–2mL t.i.d.	장기간 사용이 권장됨; 4–8wk에 효과 나타남 만약 임신, 수유 중이면 피한다. 항우울제, MAOIs 및 indinavir; and in children 처방받은 경우와 <2y인 경우 피한다. 생체이용률과 연관된 digoxin의 효과 감소 혈청 digoxin 농도 모니터링 Amphetamines, trazodone 혹은 삼환 항우울제와 병용 시 serotonin 증후군 야기함 철과 다른 미네랄의 흡수를 방해한다. 고용량은 간효소를 증가시킨다.	피부 광민감성, 두통, 가끔 위장관불편, 구강건조, 어지럼, 혼동

표 D-1 선택된 약초의 요약-계속

약초	작용 및 응용	용량	상호작용/주의	SIDE/ADVERSE EFFECTS
쏘팔매토 Serenoa repens, Sabal serrulata Class 4 장과류	전립선 크기 줄임; estrogen, progesterone 및 prolactin 파괴 증가: 항안드로겐 작용 이뇨작용 응용: BPH, 만성 방광염; 성교능력	Cap/tab: 230mg/d를 1–2회 용량으로 투여(85–95% 지방산으로 표준화) 차: 1 c t.i.d.(등가선량 1–2g/d) 액체 추출물: 매일 5–6mL	45–90d 동안의 치료 권장; 30d 이후 치료효과 나타남. 만약 효과적이면, 기간을 늘린다. 만약 임신, 수유 중이며 어린이, 유방암 환자라면 피한다. 예방적 치료효과는 없다. PSA 검사를 방해한다. 검사 전 1–2wk에 사용을 중지한다. 항염증약제와 면역자극제의 효과를 증가 혹은 감소시킨다. 호르몬치료를 길항한다.	두통, 핍뇨, 등의 통증, 소화장애(드물다)
쥐오줌풀 Valeriana officinalis Class 1 뿌리	진정/수면제, 진경제, 깊은 수면 증가 응용: 불면증, 스트레스성 두통, 약한 불안증, 근육경련	캡슐/정제:(0.5% 필수 오일로 표준화, 2–3 g으로 b로 높임) 차: 1–3 c/d 혹은 취침 시에 팅크제: 1–3mL; 6시간 이상에 걸쳐 2–3회 반복 가능함	효과를 나타내려면 여러 번 투여가 필요하다. 장기간 사용 시; 간기능을 모니터링하고, 만약 수치 상승 시 중단한다. 만약 임신, 수유 중, 어린이 및 진정/수면제, MAOIs와 항응고제 처방 시 피한다. Barbiturates와 함께 사용 시 진정작용을 증가시킨다. phenytoin의 효과를 무색하게 한다. 악취; 의존이나 내성이 없다.	불안, 두통, 가끔 GI upset, 고용량 시 숙취효과 · 중추신경억제

ACE, Angiotensin–converting enzyme Angiotensin–전환효소; AIDS, acquired immunodeficiency syndrome 후천성면역결핍증후군; b.i.d., twice a day 1일 2회; BP, blood pressure 혈압; BPH, benign prostatic hypertrophy 양성 전립선비대증; c, cup 컵; cap, capsule 캡슐; CNS, central nervous system 중추신경계; d, day 일; DCL, deglycyrrhizinated licorice; DM, diabetes mellitus 당뇨병; ED, effective does 효과 용량; Eq, equivalent to 동등한; ETOH, alcohol 알코올; GI, gastrointestinal 위장관; HCP, health care provider 의료진; H/D, herb–drug interaction 약초–약물 상호작용; HDL, high–density lipoprotein 고밀도지단백; H/f, herb–food interaction 약초–음식 상호작용; HF, heart failure 심부전증; H/H, herb–herb interaction 약초–약초 상호작용; HIV, human immunodeficiency virus 인간면역결핍바이러스; HRT, hormone replacement therapy 호르몬대체요법; HTN, hypertension 고혈압; IBS, irritable bowel syndrome과민성 대장증후군; MAOI, monoamine oxidase inhibitor 단가아민 산화효소억제제; max, maximum 최대; mo, mouth 달; MS, multiple sclerosis 다발성 경화증; NSAIDs, nonsteroidal antiinflammatory drugs 비스테로이드성 항염증작용 약물; PMS, premenstrual syndrome 월경전증후군; PO, orally 경구; PRN, as needed 필요시; RBCs, red blood cells 적혈구; SLE, systemic lupus erythematosus전신성 홍반성 낭창; SNS, sympathetic nervous system 교감신경계; SSRI, selective serotonin reuptake inhibitor 선택적 serotonin 재흡수억제제; St, standardized to 표준화하다. tab, tablet 정제; TB, tuberculosis 결핵; t.i.d., three times a day 1일 3회; wk, week 주; y, year 년; >, greater than; 초과하다 <, less than 미만.

표는 Joseph I. Boullata, Pharm D, BCNSP에 의해 수정되다.

* 미국 약초생산 협의회(The American Herbal Products Association, 식물 안전 핸드북에 기술됨)는 합리적 약초 사용에 근거하여 약초제품을 네 가지로 분류한다. **Class1**, 적절하게 사용될 때 약초는 안전하다. **Class2**, 만약 약초 물질을 사용하는 데 있어서 인정된 전문가에 의해 조언되지 않으면 사용에 있어 제한이 적용된다. 외용으로만 쓰이며, 임신 중에 사용되지 말아야 하고, 수유 중에도 쓰지 말아야 하며, 다른 특정 사용 제한이 언급되었다. **Class3**, 다음 주의사항을 권장하도록 중요한 약초 데이터가 존재한다. "적절한 물질사용에 있어 검증된 전문가의 관리하에서만 사용되어야 한다." 주의 라벨에는 다음과 같은 사항을 포함해야 한다. 용량, 금기사항, 가능한 유해효과와 약물과의 상호작용 그리고 물질사용에 있어 안전과 연관된 정보들; **Class4**, 분류에 사용될 데이터가 충분하지 않은 약초.

약초의 가능한 유해작용

사용자와 의료진은 비록 약초가 천연물일지라도 그들은 항상 안전하지는 않다는 사실을 기억해야만 한다. 모든 상황에서 안전한 약물은 없다. 약초 또한 예외는 아니다. 사용자와 의료진은 약초치료 시 발생가능한 유해에 대해 주의를 해야만 한다. 의료진이 환자가 섭취하는 모든 종류의 약초약물의 이름을 알아야 하고, 환자가 사용하고 있는 이유와 이 약초의 효능 또한 의료진은 알아야 한다. 이러한 조사는 환자가 처방약 및 일반약을 사용함에 따라 규칙적으로 업데이트되어야 한다.

환자는 다양한 이유로, 예를 들어 의료진이 약초에 대해 부정적 견해를 가지거나 약초에 대한 지식이 많지 않다고 생각하거나 의료진이 약초를 치료약으로 사용하지 않을 것이라는 생각 등으로 인해 의료진에게 환자 자신의 약초사용을 밝히지 않을 것이다. 환자는 그들이 사용하는 처방약물의 작용을 방해하지 않는다는 확신을 가지기 위해 그들의 약초 사용을 의료진에게 반드시 알려야 한다. 건강 과거력을 청취할 때 차, 팅크제, 정제 및 건조된 약초 등 뿐만 아니라 이들 약초요법에 대해 질문하여 데이터를 모으는 것은 간호사로서 매우 중요하다.

규제 없이, 약초제품 제조사는 그들의 라벨에 근거없는 주장을 표방한다. 약국과 채소가게에 납품하는 약초 제조사가 의심스럽다. 이러한 보조제들은 라벨에 표기하지 않은 많은 충전제를 포함한다. 그러나 몇몇 회사들(예, Nature's way, Nature's Sunshine, Gaia)은 그들 제품에 정확한 내용을 라벨링하고 단지 몇몇 요소들만 병에 표기한다.

오염은 또 다른 우려되는 부분인데, 약초 제조와 규제에 있어 표준화의 부재로 기인한다. 사용자는 약초를 사용하고 구입하기 전에 약초에 대한 교육을 받을 의무가 있다. 특정 제품의 순도와 농도를 결정하는 것은 실험실 검사와 비싼 과정을 거쳐야만 이루어질 수 있다. 게다가 대부분의 제품은 사람에 대한 독성 분석을 하지 않고 있다.

일반약품과의 상호작용은 의료진이 주의를 해야만 하는 또 다른 영역이다. 예를 들어, 약초 하제 cascara와 senna의 사용으로 인해 강심제인 digoxin의 추가효과가 나타난다. 또한, lithium의 사용으로 혈압이 올라갈 수 있다. 고위험군의 환자는 고령 환자이고 만성 상태에서 세 가지 혹은 그 이상을 사용할 때 나타나는 상호작용 때문이다. 몇몇 약초 함유물과 약품 간의 상호작용은 표 D-2를 참조한다.

표 D-2 약초-약물 상호작용의 예*

약초 구성성분: 일반명 및 식물명	입증된 약물 상호작용	영향	가능한 약물 상호작용	영향
알파파(*Medicago sativa*)	–	–	항응고제	⇓ 약효
			경구용 피임약	⇓ 약효
알로에(*Aloe vera*)	–	–	항당뇨제	⇑ 약효
			항혈소판제	⇑ 약효
			digoxin	⇑ 약효
			이뇨제	⇑ 저칼륨혈증
당귀(*Angelica sp.*)	–	–	warfarin	⇑ 약효
arnica flower(*Arnica montana*)	–	–	warfarin	⇑ 약효
astrgalus(*Astragalus membranaceus*)	–	–	cyclophosphamide	⇓ 약효
betel nut(*Vaccinium myrtillus*)	flyphenazine	⇑ 약물독성	–	–
빌베리(*Vaccinium myrtillus*)	–	–	항응고제	⇑ 약효
			항당뇨제	⇑ 약효
승마(*Actaea racemosa or Cimicifuga racemosa*)	–	–	항고혈압제	⇑ 약효
			digoxin	⇑ 약물흡수
			estrogen	⇓ 약물흡수
			철염	⇓ 약물흡수
bladderwrack(*Fucus vesiculosus*)	–	–	lithium	⇑ 약효
			thyroxine	⇑ 약효
boldo(*Peumus boldus*)	warfarin	⇑ 약효	–	–
카스카라(*Rhamnus purshiana*)	–	–	corticosteroids	⇑ 저칼륨혈증
			digoxin	
cat's claw(*Uncaria tomentosa*)	–	–	cyclosporine	⇑ 약효
			protease 억제제	⇑ 약효
cayenne(*Capsicum annuum*)	theophylline	⇑ 약물흡수	항혈소판제	⇑ 약효
캐모마일(*Matricaria chamomilla*)	simvasttin	–	진정제	⇑ 약효
	warfarin			⇑ 약효
chasteberry(*Vitex agnuscastus*)	–	–	prolactin 억제제	⇑ 약효
코코아(*Theobroma cacao*)	–	–	항당뇨제	⇓ 약효
크란베리(*Vaccinium macrocarpon*)	–	–	warfarin	⇑ 약효
dandelion(*Taraxacum officinale*)	–	–	항당뇨제	⇑ 약효
			이뇨제	⇑ 약효
			lithium	⇑ 약농도
danshen(*Salvia bowelyana; Saliva miltorrhiza*)	warfarin	⇑ 약효	항혈소판제	⇑ 약효
devil's claw(*Harpagophytum procumbens*)	warfarin	⇑ 약효	항혈소판제	⇑ 약효

표 D-2 약초-약물 상호작용의 예*-계속

약초 구성성분: 일반명 및 식물명	입증된 약물 상호작용	영향	가능한 약물 상호작용	영향
당귀(*Angelica sinensis*)	warfarin	↑ 약효	항혈소판제	↑ 약효
에키나시아(*Echinacea spp.*)	–	–	면역조절제	약효 변화
			protease 억제제	↑ 약효
elder(*Sambucus nigra*)	–	–	항당뇨제	↑ 약효
달맞이 꽃(*Oenothera biennis*)	–	–	항응고제	↑ 약효
			항혈소판제	↑ 약효
			phenothiazines	↑ 발작 위험
fennel(*Foeniculum vulgare*)	–	–	fluoroquinolones	↓ 약물흡수
fenugreek(*Trigonella sp.*)	warfarin	↑ 약효	철	↓ 약물흡수
화란국화(*Tanacetum parthenium*)	–	–	항혈소판제	↑ 약효
flaxseed(*Linum usitatissium*)	–	–	warfarin	↑ 약효
garcinia(*Garcinia cambogia*)	–	–	warfarin	↓ 약효
마늘(*Allium sativum*)	protease 억제제	↓ 약물효과	항응고제	↑ 약효
	warfarin	↑ 약물효과	항당뇨제	↑ 약효
			항혈소판제	↑ 약효
			cyclosporine	↑ 약효
			non–nucleoside RTIs	↑ 약효
생강(*Zingiber officinale*)	phenprocoumom	↑ 출혈위험	항응고제	↑ 약효
			항혈소판제	↑ 약효
은행(*Ginkgo biloba*)	trazodone	↑ 약효	항응고제	↑ 약효
	항혈소판제	↑ 출혈위험	항전간제	↓ 약효
	nifedipine	↑ 약효	cyclosporine	↓ 약물흡수
	omeprazole	↑ 약효	Ca++통로 봉쇄제	↓ 약효
			MAOIs	↑ 약효
인삼(*Panax ginseng, Panax quinquefolia*)	warfarin	↓ 약효	항응고제	약효 변화
	phenelzine	↑ 약효	항당뇨제	↑ 약효
			힝혈소판제	약효 변화
			면역조절제	약효 변화
			MAOIs	↑ 약효
골든씰(*Hydrastis canadensis*)	midazolam	↑ 약효	항응고제	↓ 약효
			항고혈압제	↓ 약효
			면역조절제	약효 변화
			CYP3A 기질	↑ 약효
녹차(*Camellia sinensis*)	warfarin	↓ 약효	–	–
guggul(*Commiphora mukul*)	–	–	항응고제	↑ 약효
			항혈소판제	↑ 약효
			diltiazem	↓ 약효
hawthorn(*Crataegus laevigata*)	–	–	CNS 억제제	↑ 약효
			항부정맥제	약효 변화
			digoxin	↑ 약효
hibiscus(*Hibiscus sabdarifa*)	–	–	chloroquine	↓ 약물흡수
juniper(*Juniperus communis*)	–	–	항당뇨제	↓ 약효
			이뇨제	↑ 약효
			lithium	↑ 약효
카바(*Piper methysticum*)	alprazolam	↑ 약효	항전간제	↑ 약효
	levodopa	↓ 약효	CNS 억제제	↑ 약효

표 D-2 약초-약물 상호작용의 예*-계속

약초 구성성분: 일반명 및 식물명	입증된 약물 상호작용	영향	가능한 약물 상호작용	영향
lemon balm(*Melissa officinalis*)	–	–	CNS 억제제	↑ 약효
감초(*Glycyrrhiza glabra*)	spironolactone	↓ 약효	항고혈압제	↓ 약효
			항혈소판제	↑ 약효
			corticosteroids	↑ 약효
			digoxin	↑ 약효
			이뇨제	↑ 저칼륨혈증
터리풀(*Filipendula ulmaria*)	–	–	warfarin	↑ 약효
밀크 씨슬(*Silybum marianum*)	indinavir	↓ 약물농도	CYP3A 기질	약효 변화
oleander(*Nerium oleander*)	–	–	digoxin	↑ 약효
파파야(*Carica papaya*)	warfarin	↑ 약효	–	–
시계초(*Passiflora incarnate*)	–	–	항전간제	↑ 약효
			CNS 억제제	↑ 약효
			warfarin	↑ 약효
페퍼민트(*mentha piperita*)	–	–	철 염	↓ 약물흡수
피페린 혹은 후추(*piper nigrum*)	phenytoin	↑ 약물흡수	P-glycoprotein 기질	↑ 약물흡수
	propranolol	↑ 약물흡수		
	rifampin	↑ 약물흡수		
	theophylline	↑ 약물흡수		
치전자(*Plantago spp.*)	lithium	↓ 약물흡수	digoxin	↓ 약효
붉은 토끼풀(*Trifolium pretense*)	–	–	warfarin	↑ 약효
로즈마리(*rosmarinus officinalis*)	–	–	항당뇨제	↓ 약효
서양고추나물(*Hyperficum perforatum*)	alprazolam	↓ 약효	amiodarone	↓ 약물농도 및 약효
	amitriptyline	↓ 약물농도 및 약효	amsacrine	↓ 약효
	cyclosporine	↓ 약물농도 및 약효	carbamazepine	↓ 약물농도 및 약효
	digoxin	↓ 약물농도 및 약효	diltiazem	↓ 약물농도 및 약효
	fexofenadine	↓ 약물농도	etoposide	↓ 약효
	imatinib	↓ 약물농도	protease 억제제	↓ 약물농도 및 약효
	indinavir	↓ 약물농도 및 약효	triptans	Serotonin 증후군
	irnotecan	↓ 약물농도	verapamil	↓ 약물농도 및 약효
	ivabridine	↓ 약물농도	CYP3A4 기질	↓ 약물농도 및 약효
	midazolam	↓ 약물농도	P–glycoprotein 기질	↓ 약물농도 및 약효
	nifedipine	↓ 약물농도		
	omeprazole	↓ 약물농도		
	경구용 피임약	↓ 약효		
	SSRIs	Serotonin 증후군		
	simvastatin	↓ 약물농도		
	tacrolimus	↓ 약물농도 및 약효		
	talinolol	↓ 약물농도		
	theophylline	↓ 약물농도		
	voriconazole	↓ 약물농도		
	warfarin	↓ 약효		
쏘팔메토(*Serenoa repens*)	–	–	호르몬치료	↓ 약효
			warfarin	↑ 약효
schisandra(*Schisandra chinensis, S. sphenanthera*)	midazolam	↑ 약물농도	CYP3A 기질	↑ 약효
	tacrolimus	↑ 약물농도	P–glycoprotein 기질	↑ 약효
	talinolol	↑ 약물농도		
차풀(*Cassia senna*)	–	–	corticosteroids	↑ 저칼륨혈증
			digoxin	↑ 약효
대두(*Glycine max*)	warfarin	↓ 약물농도	–	–
uva ursi(*Arctostaphylos uva ursi*)	–	–	철	↓ 약물흡수
쥐오줌풀(*Valeriana officinalis*)	barbiturates	↑ 약물농도	항전간제	↑ 약효
			CNS 억제제	↑ 약효

표 D-2 약초-약물 상호작용의 예*-계속

약초 구성성분: 일반명 및 식물명	입증된 약물 상호작용	영향	가능한 약물 상호작용	영향
버드나무 껍질(*Sslix spp.*)	–	–	warfarin	⇑ 약효
요힘베(*Pausinystalia yohimbe*)	–	–	항고혈압제	⇓ 약효
			MAOIs	⇑ 저칼륨혈증

MAIO, Monoamine oxidase inhibitor; RTI, reverse transcriptase inhibitor.
* 상호작용위험은 약물용량, 약물, 구성, 질 그리고 사용기간뿐만 아니라 환자 나이, 성별, 유전자형 그리고 동시이환 상태에 의존한다.
표는 Joseph I. Boullata, PharmD, BCNSP에 의해 수정됨.

약초제품은 검사실결과에 영향을 줄 수 있다. 한 가지 중요한 상호작용은 국제표준화비율(International Normalized Ratio, INR) 시스템에 의해 측정되는 혈액응고에 대해 약초제품의 영향이다. INR을 감소시키는 약초의 예로는 서양고추나물, 서양톱풀 및 녹차(용량 의존적)를 포함한다. INR을 증가시키고, 환자로 하여금 출혈위험을 증가시키는 약초에는 빌베리, 승마, 케모마일, 당귀, 화란국화, 마늘, 카바 및 밀크 씨슬 등이 있다.

모든 성분들이 개개의 투여경로에 있어 안전하지 않다. 예를 들어, 컴프리(Comfrey, *Symphytum officinale*)는 내복 및 외용 약물 두 가지 모두 사용가능하다. 내복사용은 간독성이 치명적이기 때문에 권장되지 않는다. 외용으로는 부종을 완화시키는 연고로 사용된다.

수술을 앞둔 환자에게 많은 제품이 중요한데, 이는 마취제 흡수파괴, 배설 항응고제 및 다른 수술 관련 사용약물의 대사를 방해하기 때문이다(약초 경고 D-4). 예를 들어, 쥐오줌풀은 마취 약물의 진정효과를 증가시키거나 연장시킨다. 에키나시아와 서양고추나물은 이식수술에 필요한 면역억제작용을 나타낸다. 수술 전에 약초영향이 없어지는 소요시간을 의료진과 상의하는 것이 좋다. 약초제품과 관련된 수술의 복잡한 문제를 반영하는 가이드라인이 필요하다.

약초 경고 D-4

항응고제

빌베리, 고양이 발톱, 캐모마일(독일), 당귀, 화란국화, 마늘, 인삼, 은행 그리고 감초와 같은 흔히 사용되는 약초제품들은 항응고제 작용을 방해한다.

약초제품 지지자들은 FDA로 하여금 약초 식이보조식품 분류를 다시 고려하고 유럽약초규제와 일치하도록 약물 모델을 변화시키는 것을 탄원하였다. FDA는 소비자가, 예를 들어 적절한 용량과 같이 더욱 정확한 선택을 할 수 있도록 식품보조제의 준비 및 라벨링의 표준화를 위한 규제를 만들었다. 식품보조제의 주의사항과 안전에 대한 정보는 www.fda.gov/Food/Dietary/Supplements/Alerts/default.htm에 기재되어 있다.

소비자와 의료진을 위한 팁

다음은 약초의 신중한 사용을 위한 가이드라인이다.

- 만약 임신 중이라면 혹은 임신 예정이라면 약초를 사용하지 말라.
- 수유 중이면 약초를 복용하지 말라.
- 영아나 아기에게 약초를 주지 말라.
- 지속적이고 심한 증상에 대해 의료진의 도움을 청하는 것을 미루지 말라.
- 식물로 된 약물 그리고 포장에 품질이 표기된 약물을 구입하라.
- 현재 구입한 약초와 신선한 제품을 섭취하라.
- 처방 약을 중단하기 전에 의료진을 만나라.
- 약초약물은 차고, 건조하고, 어두운 곳에 보관하라. 어두운 보관함이 좋다.
- "기적의 치료"라는 미입증된 주장을 조심하라.

약초치료를 하기 전에 소비자와 의료진이 몇몇 중대한 요소를 인지하는 것이 중요하다.

- 소비자는 약초를 약물로 인식해야 한다. 더 이상은 좋은 것만은 아니다.
- 약초는 위약이 아니다.
- 대부분의 약초요법은 전통 약제보다 약하다. 그러나 처방약과 일반약과 비슷한 작용의 약초를 병행 시 유해반응 위

험이 커진다.

- 결과는 전통적 약보다 빠르다.
- 안전, 효능 및 용량은 중요하다. 다수의 믿을만한 자원은 반드시 참고한다.

약초제품의 라벨은 중요한 안전적 측면이다. 다음의 정보는 약초제품의 라벨에 표기해야 한다.

- 제품과 식물의 부분의 과학적 이름이 제품에 사용되어야 한다.
- 제조사의 이름과 주소
- 배치(batch)와 제품번호(lot number)
- 제조 및 유효기간; 많은 제품이 짧은 유통기한을 가진다.

약초 제원

많은 약초 제원들을 인터넷에서 접할 수 있다. 독자들은 각 웹사이트를 평가하고 정보가 믿을 수 있고 적절한지의 여부를 결정해야 한다. 다음 사항은 약초정보를 제공하는 많은 인터넷 제원의 예들이다.

- 미국식물협의회: www.herbalgram.org
- NCCAM Clearinghouse: www.nccam.nih.gov
  NCCAM Clearinghouse는 과학 및 연구문헌들의 연방 데이터베이스를 포함하여 보안대체의학(complementary and alternative medicine, CAM)과 NCCAM에 대해 정보를 제공한다. Clearinghouse는 의학적 조언을 제공하진 않는다.
- 미식품의약국(FDA): www.fda.gov
- Office of Dietary Supplements, NIH: www.ods.nih.gov
- CAM on PubMed: www.nccam.nih.gov/camonpubmed
  CAM on PubMed는 국립의학도서관의 서비스이다. PubMed는 과학 및 의학 학술지의 편찬 정보와 논문의 간단 요약을 포함하고 있다.
- 미국의학도서관의 medline Plus: www.nlm.nih.gov/medlineplus/herbalmedicine.html
- Cochrane Database of Systemic Reviews: www.cochrane.org/reviews/
  Cochrane Database of Systemic Reviews는 국제비영리단체인 Cochrane Library에 의해 생산되는 근거-중심의 정보들의 집합체이다. 정보는 의료중재의 임상시험의 결과를 요약하고 있다.
- 미국약전: www.usp.org
- Herbnet: www.herbnet.com
- Herb Research Foundation: www.herbs.org

간호과정
환자-중심 협력간호

약초제품

사정

- 환자가 사용하는 비전통적 치료약물과 모든 처방약과 일반약에 대한 기본정보를 획득한다.
- 제품명, 상표, 용량, 빈도, 부작용 및 효능에 대한 환자의 인지 등을 결정한다.
- 환자에 의해 사용되는 모든 처방약과 일반약물을 규명한다. 용량, 빈도, 부작용 및 약효 등을 포함한다.

간호진단

- 약초제품 사용과 연관된 치료요법의 향상된 준비

계획

- 환자/가족은 약초치료, 처방약 및 비처방약의 이해, 약초치료와 처방약 및 비처방약 간의 상호작용 및 치료요법에서 적절한 참여전략에 대하여 말로 언급할 수 있다.

간호중재

- 약초치료에 대한 환자의 반응을 체크한다.
- 처방약과 일반약에 대한 환자 반응을 모니터링한다.
- 필요하면 식이전문가와 기타 전문가에게 의뢰한다.
- 동일한 상표의 약초치료를 지속하고, 만약 상표를 바꾸거나 약물을 바꾸게 되면 의료진에게 알린다.

환자교육

일반

- 약초치료의 근거를 설명한다(약초 경고 D-1 참조)
- 환자에게 처방이나 일반약으로 약초제품을 바꾸게 되면 가장 먼저 의료진에게 알리라고 조언한다.
- 환자에게 라벨을 읽고, 라벨의 주의 정보에 관심을 가지도록 독려한다.
- 약물에 사용되는 식물의 부분을 환자에게 충고한다(꽃이나 뿌리).
- 약초치료약의 가장 적절한 보관 조건에 대해 환자에게 충고한다.

식이

- 특정 약초의 작용을 증가시키거나 감소시키는 음식에 대해 환자를 교육한다.

■ 약초를 복용하는 동안 만약 있다면 피해야 할 음식에 대해 환자에게 충고한다.

부작용

■ 약초치료의 가능한 부작용에 대해 환자에게 충고한다.

■ 의료진에게 즉시 알려야 할 필요가 있는 증상에 대해 상담한다.

자가투여

■ 특별한 요법의 약물에 대해 환자를 교육한다.

평가

■ 증상을 완화시키는 약초요법의 효능을 평가한다.

■ 자원에 대한 환자의 이용을 평가한다.

핵심 웹사이트

American Herbal Pharmacopoeia: www.herbal-ahp.org

The Mayo Clinic: www.mayoclinic.com

The Natural Medicines Comprehensive Database: naturaldatabase.therapeuticresearch.com

학습 질문

1. 1994년의 Dietary Supplement Health and Education 법률의 어떤 조항(provision)이 환자의 건강교육과 관련하여 간호사가 알아야 할 가장 중요한 것은? (맞는 답을 모두 고르시오)
   a. 분명한 판매 규제
   b. 식이보충제로 재분류된 약초
   c. 약초제품은 추천된 용량으로 판매될 수 있다는 언급
   d. 포장 라벨에 모든 함유 성분의 질과 강도를 요구
   e. 약초는 약으로 사용될 수 있다는 언급

2. 간호사가 최근 환자가 네 가지 약초약물을 복용하기 시작했다는 것을 알게 되었다. 간호사가 가장 먼저 취해야 할 사항은?
   a. 약초제품의 가격을 토론한다.
   b. 환자로 하여금 모든 복용하는 약제를 의료진에게 알리도록 안내한다.
   c. 환자로 하여금 즉시 약초복용을 멈추게 한다.
   d. 다음 2주 이상에 걸쳐 약초를 서서히 줄여나가도록 안내한다.

3. 약초 라벨링은 중요하다. 약초제품에 대해 어떤 언급이 적절한가?
   a. "당뇨 예방"
   b. "사지에 혈류흐름 증가를 돕는다"
   c. "알츠하이머병을 치유한다"
   d. "모두에게 안전하다"

4. 간호사는 환자의 현재 복용하는 약물들을 체크하고 있다. 어느 약초약물이 항응고제의 작용을 방해하는가? (맞는 답을 모두 고르시오)
   a. 알로에
   b. 피버퓨
   c. 생강
   d. 감초
   e. 크란베리

5. 환자가 다약제를 처방받았는데, 편두통을 위해 사용하는 약초제품을 생각해 내지 못했다. 그는 그것이 혈청길항제라는 것을 알게 되어 간호사에게 그를 도와 달라고 요청했다. 간호사의 최선의 반응은 무엇인가?
   a. 쥐오줌풀
   b. 피버퓨
   c. 밀크 씨슬
   d. 은행

6. 환자는 심혈관계의 진료와 함께 cholesterol, 중성 지방, 혈압 및 혈액응고능력을 낮추는 것으로 알려진 마늘을 복용한다고 한다. 어느 언급이 추가 교육의 필요성을 나타내는 것인가? (맞는 답을 모두 고르시오)
   a. "나의 심장문제 때문에 마늘을 섭취할 수 있다."
   b. "마늘이 혈압을 감소시킬 수 있다."
   c. "마늘은 우울증을 예방하는 데 효과적이다."
   d. "마늘은 나의 절개(incision) 상처를 빨리 아물게 한다."
   e. "마늘은 발기부전을 치료하지 못한다."

7. 간호사는 많은 환자들이 우울증과 불안증을 완하하기 위해 약초를 복용한다는 것을 알았다. 어느 약초약물이 우울증과 불안증을 완화하는 성분을 적어도 10가지는 가지는가?
   a. 서양고추나물
   b. 감초
   c. 쏘팔메토
   d. 골든씰

8. 임신한 환자가 간호사에게 질문한다. "어떤 약초를 내가 복용할 수 있는지요?" 어떤 것이 간호사로서 최선의 반응인가?
   a. "당신은 무엇을 복용하고 있는가요?"
   b. "취침 시 복용은 문제가 안됩니다."
   c. "얼마나 오랫동안 약초를 복용해 왔나요?"
   d. "이 약초를 당신의 의료진과 상의해 보세요."

9. 환자가 알로에, 은행 및 감초를 규칙적으로 복용한다. 환자의 어떤 언급이 약물 상호작용 가능성에 대한 건강교육의 필요성을 나타내는 것인가?
   a. "알로에는 나의 digoxin 작용을 감소시킨다."
   b. "은행은 나의 항경련제 효과를 감소시킨다."
   c. "감초는 나의 digoxin 효과를 증가시킨다."
   d. "감초는 나의 항고혈압제 효과를 감소시킨다."

답: 1. a, b, c 2. b 3. b 4. b, c, d 5. b 6. a, c 7. a 8. d 9. a

역자와의
협의로
인지생략

PHARMACOLOGY 8e

A Patient-Centered Nursing Process Approach

임상 약리학 부록 제 8 판 수정판

- 간호과정적 접근

발 행 일 2021년 8월 10일 제8판 수정판 인쇄
2021년 8월 20일 제8판 수정판 발행

원 저 자 Kee • Hayes • McCuistion

역 자 강설아 권상민 김명숙 김산옥 김성해 김순오 김은하 김혜랑 김혜옥
김혜원 남지란 문 희 박정숙 박혜진 배수진 성춘희 손진희 윤재현
이경민 이나윤 이성용 이용화 이윤미 이인숙 이춘지 이현주 임세영
정여원 조영미 최문지 하석균 하승한 황한국

발 행 인 김재민

발 행 처 정문각 J M K
서울특별시 마포구 백범로 104, 봉화빌딩 4층

출판등록 2011년 1월 19일 제2011-000035호

전 화 02)713-0421-3

팩 스 02)704-6265

전자우편 jmk@jmkp.co.kr

홈페이지 www.jmkp.co.kr

정 가 **45,000원(부록포함)**

ISBN 979-11-6260-187-7 93510